· 四川大学精品立项教材 ·

妇科内分泌临床实习手册

FUKE NEIFENMI LINCHUANG SHIXI SHOUCE

主　编　徐克惠　谢蜀祥　刘宏伟

副主编　乔　林　欧阳运薇　马黔红

参　编　谭世桥　王　丽　熊　英

　　　　杜　雪　王晓丽　詹　晶

　　　　李福平　甘文妹　李　昕

四川大学出版社

项目策划：许　奕
责任编辑：许　奕
责任校对：谢　瑞
封面设计：墨创文化
责任印制：王　炜

图书在版编目（CIP）数据

妇科内分泌临床实习手册 / 徐克惠，谢蜀祥，刘宏
伟主编．— 成都：四川大学出版社，2020.6
ISBN 978-7-5690-2099-1

Ⅰ．①妇… Ⅱ．①徐… ②谢… ③刘… Ⅲ．①妇科病
－内分泌病－诊疗－手册 Ⅳ．① R711-62

中国版本图书馆 CIP 数据核字（2020）第 086920 号

书名　　妇科内分泌临床实习手册

主　　编	徐克惠　谢蜀祥　刘宏伟
出　　版	四川大学出版社
地　　址	成都市一环路南一段 24 号（610065）
发　　行	四川大学出版社
书　　号	ISBN 978-7-5690-2099-1
印前制作	四川胜翔数码印务设计有限公司
印　　刷	成都金龙印务有限责任公司
成品尺寸	185mm×260mm
印　　张	9.75
字　　数	233 千字
版　　次	2020 年 11 月第 1 版
印　　次	2020 年 11 月第 1 次印刷
定　　价	39.00 元

◈ 读者邮购本书，请与本社发行科联系。
　电话：(028)85408408/(028)85401670/
　(028)86408023　邮政编码：610065
◈ 本社图书如有印装质量问题，请寄回出版社调换。
◈ 网址：http://press.scu.edu.cn

四川大学出版社
微信公众号

前　言

　　妇科内分泌学科是近几十年从妇产科分出的亚专业，主要涉及性腺轴（又称为下丘脑－垂体－卵巢轴，H－P－O 轴）的疾病诊治及研究。妇科内分泌疾病是一类由性腺轴失调及异常导致的疾病，也是妇产科临床最常见的疾病。自 20 世纪 70 年代首例试管婴儿问世以来，该领域发展非常快，相关知识、理论及技术不断更新。但在本科教学中妇科内分泌方面的讲授内容仅占 17%，并且只有不到 20% 的学生有机会来生殖内分泌科实习。实习生毕业分配进入社会后，不能满足和适应目前妇科内分泌临床的需求及发展。为此，特组织我科的妇科内分泌教授及专家，在四川大学教务处的资助下，编写和完成本书，以期弥补本科教学的不足，提高实习生的妇科内分泌相关专业理论基础知识水平，满足妇科内分泌临床的需求。同时也可作为低年资年轻医生和基层医生在妇科内分泌疾病诊治中的参考书。

徐克惠

2020 年 5 月

目　录

第一章　生殖的生理学基础

第一节　女性生殖周期及调节

一、女性生殖周期的特点

女性的生殖功能具有周期性特点，具体表现为卵巢周期性排卵和相关激素呈周期性变化。卵巢在形态和功能上发生周期性的变化称为卵巢周期（Ovarian Cycle）或生殖周期，也称月经周期，包括卵泡的发育及成熟、排卵以及黄体的形成和退化。下丘脑脉冲式分泌促性腺激素释放激素（Gonadotropin-Releasing Hormone，GnRH），通过垂体门脉系统到达垂体，促使其分泌促性腺激素（Gonadotropin，Gn），包括促卵泡激素（Follicle-Stimulating Hormone，FSH）和促黄体生成素（Luteinizing Hormone，LH）。FSH 与 LH 作用于卵巢使其产生和分泌雌激素和孕激素。子宫内膜是卵巢分泌性激素的靶器官，雌激素、孕激素作用于子宫内膜，使其发生周期性变化，形成月经。雌激素、孕激素又对垂体和下丘脑产生反馈作用，从而使月经规律地发生（图 1-1、图 1-2）。这种特点是生殖成熟和健康的标志。

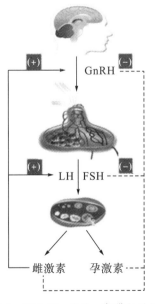

图 1-1　下丘脑－垂体－卵巢轴的调节

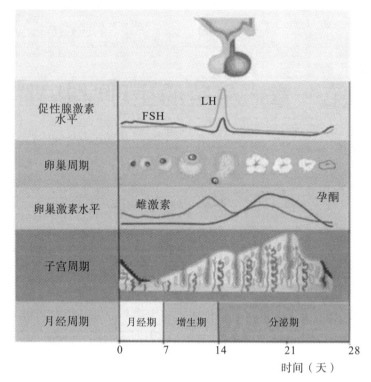

图 1-2　生殖周期

　　根据卵巢的变化，可将生殖周期或月经周期分为 3 个阶段：卵泡期、排卵期和黄体期。在卵泡期产生并分泌有一批新的卵泡被募集、生长发育，最后发育为成熟卵泡。随着卵泡的生长发育，产生并分泌雌激素。雌激素作用于子宫内膜，使其发生增生期改变。在排卵期，当卵泡发育成熟后（直径达 1.8~2.5cm）发生排卵。黄体期是指排卵以后黄体形成并产生和分泌雌激素、孕激素，雌激素和孕激素作用于子宫内膜使其发生分泌期改变，当黄体萎缩，雌激素、孕激素水平下降时，子宫内膜将剥脱、出血，形成月经。

二、下丘脑－垂体－卵巢轴（Hypothalamic-Pituitary-Ovarian Axis，H－P－O 轴）及相互调节

（一）下丘脑

1. 解剖结构。

　　下丘脑是中枢神经系统的重要组成部分，为间脑最下部的一个楔形组织，由灰质组成，是生殖和代谢的调节中心（图 1-3）。其在解剖形态学上没有明确的边界，体积不大，结构复杂，位于大脑第三脑室底部及两侧，通常分为内外侧和室周三个带，三个带又分为视上、视前、结节和乳头四个区位。每个区位由若干神经核组成。在大脑中最为集中和聚集的神经元簇称为神经核，较为分散和边界不清的神经元群称为神经区。下丘脑的神经元为神经内分泌细胞，能够接受和传递中枢信息，还具有合成和分泌激素的功能。

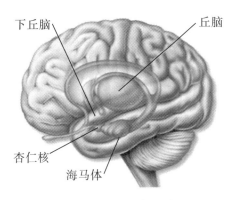

图 1-3 下丘脑解剖图

2. 促性腺激素释放激素（GnRH）的结构与功能。

GnRH 为十肽（图 1-4），其在人体中呈持续微量及脉冲式释放，脉冲的频率在女性月经周期的不同阶段是不同的，卵泡期通常为 70 分钟/次，卵泡晚期为 94 分钟/次，黄体期为 216 分钟/次，平均 60～120 分钟/次。GnRH 经门脉系统直接进入垂体前叶刺激 FSH 和 LH 的分泌，调节 LH 和 FSH。这种脉冲式分泌的特点对垂体促性腺激素的合成、释放，月经周期的控制和调节及整个生殖内分泌过程是非常重要的。这种脉冲式分泌也标志着青春期的启动。

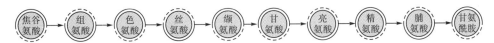

图 1-4 促性腺激素释放激素氨基酸组成的结构式

3. 调节。

中枢神经递质及神经肽如内源性儿茶酚胺、多巴胺、内源性鸦片肽、褪黑素和去甲肾上腺素可对 GnRH 进行调节；垂体促性腺激素和性激素如雄激素、孕激素、雌激素等可对 GnRH 进行反馈调节；应激和代谢对 GnRH 的分泌有一定的影响。

4. GnRH 的临床应用。

体内产生的 GnRH 半衰期很短，仅为 2～4 分钟，自 1972 年人工合成 GnRH 类似物以来，目前问世的 GnRH 类似物已超过 2000 种。其主要用于改善垂体促性腺激素细胞的功能，治疗下丘脑性闭经、男性不育症、子宫肌瘤、子宫内膜异位症、前列腺增生、前列腺肿瘤和性早熟、严重的子宫出血、多毛症等。临床应用小剂量脉冲给药对垂体促性腺细胞有兴奋作用。当大剂量持续给药时，则对垂体有抑制作用。临床应用时口服药物易被降解，无疗效，应采用肌肉注射、皮下注射和喷鼻方式给药（表 1-1）。

表 1-1　常用的 GnRH 激动剂

氨基酸序列	1	2	3	4	5	6	7	8	9	10
GnRH	谷	组	色	丝	缬	甘	亮	精	脯	甘氨酰胺
亮丙瑞林（Leuprorelin）						D－亮	—	—	—	NH－乙酰胺
布舍瑞林（Buserelin）						D－丝（3丁醇）	—	—	—	NH－乙酰胺
那法瑞林（Nafarelin）						D－萘－丙（2）				—
组氨瑞林（Histrelin）						D－组（3苄基）				NH－乙酰胺
戈舍瑞林（Goserelin）						D－丝（3丁醇）	—	—	—	氮－甘
地洛瑞林（Deslorelin）						D－色				NH－乙酰胺
曲普瑞林（Tryptorelin）						D－色				

（二）垂体

1. 解剖结构。

垂体位于下丘脑下方大脑底部的蝶鞍内，周围由蝶骨包绕，呈椭圆形、豆状，在成人中重 0.6～0.8g，呈朱红色，由腺垂体、神经垂体和垂体间叶 3 个部分组成。腺垂体通过门脉血管与下丘脑相连，形成下丘脑－垂体轴的独立系统（图 1-5）。

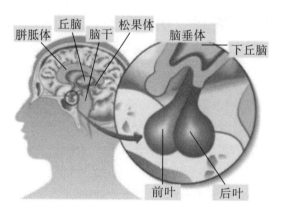

图 1-5　垂体结构图

2. 垂体与生殖相关激素及功能。

腺垂体接受下丘脑脉冲式分泌的肽类激素的信号调节，产生的激素通过反馈机制作用于丘脑下部。腺垂体分泌的激素主要有促甲状腺素（Thyroid Stimulating Hormone，TSH）、促肾上腺皮质激素（Adrenocorticotropic Hormone，ACTH）、生长激素（Growth Hormone，GH）、泌乳素（Prolactin，PRL）、促性腺激素（FSH 和 LH）、促黑素细胞激素（Melanocyte-Stimulating Hormone，MSH），直接与生殖有关的激素为促卵泡激素、促黄体生成素和泌乳素。腺垂体包含多种嗜色性细胞，能够合成和分泌各种激素。促卵泡激素和促黄体生成素由嗜碱性细胞分泌，泌乳素由嗜酸性细胞分泌。促性腺激素、促甲状腺素和绒毛膜促性腺激素（Human Chorionic Gonadotropin，HCG）为糖蛋白激素，由 α 和 β 亚基构成。它们的 α 亚基结构相同，β 亚基结构不同。β 亚基的结构差异决定了这些激素的生物活性和特异抗原性。

（1）FSH：由 210 个氨基酸残基组成，对卵巢颗粒细胞膜上的 FSH 受体有高度亲和力，主要的作用为促进卵泡生长、发育和成熟，促进卵泡的雌激素合成和分泌。女性青春期前 FSH 的含量很低，到了生殖年龄 FSH 含量升高，绝经后明显增高。FSH 在月经周期中呈规律变化，在月经前期最低，卵泡早期逐渐上升，生物活性增高，促使卵巢内窦状卵泡群被募集，激活颗粒细胞内的芳香化酶，诱导自身的受体和 LH 受体的生成，增强 FSH 对卵泡的作用和卵巢合成甾体激素的能力，为排卵做好准备。在卵泡后期由于卵泡发育，雌激素水平上升，FSH 水平有所下降。在排卵前由于雌激素的峰值对下丘脑的正反馈作用，FSH 出现高峰，排卵后，由于雌激素、孕激素的共同负反馈作用，FSH 水平下降（图 1-6）。

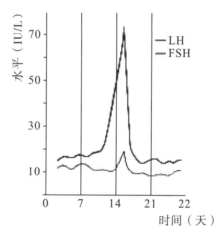

图 1-6　FSH 和 LH 在月经周期中的变化

（2）LH：由 204 个氨基酸残基组成，主要功能是诱发排卵和促使黄体形成，维持黄体的内分泌功能，与 FSH 协同促进卵泡的发育和雌激素、孕激素的合成。LH 与 FSH 的变化类似，在女性的青春期前含量很低，到了生殖年龄含量升高，绝经后明显增高。月经周期性变化明显，与 FSH 所不同的是，在卵泡发育时 LH 含量下降不明显，在排卵前 LH 含量上升比 FSH 更明显（图 1-6）。在卵泡早期，间质细胞及卵泡细胞膜上出现 LH 受体，促进激素合成。在卵泡后期，颗粒细胞上 LH 受体逐渐增多，促进成熟卵泡壁发生破裂排卵。在黄体期，低水平的 LH 将支持卵巢黄体功能，促进黄体孕激素和雌激素的合成和分泌。

（3）PRL：由 198 个氨基酸残基组成，主要作用是促进乳腺发育和乳汁分泌，对性腺也有一定的作用。在卵泡晚期，卵泡颗粒细胞出现 PRL 受体，PRL 与受体结合后将促进 LH 受体的生成。小剂量的 PRL 对卵巢雌激素、孕激素合成起促进作用；大剂量的 PRL 则起相反的作用，会抑制雌激素和孕激素的合成，出现排卵障碍、闭经和不孕。垂体的 PRL 分泌受下丘脑的催乳素释放因子（PRF）和催乳素释放抑制因子（PIF）的双重调控。PIF 为多巴胺神经递质，经门脉系统进入垂体，抑制 PRL 的合成和分泌。促甲状腺素释放激素、5-羟色胺、组胺等可促进其分泌。

3. 促性腺激素的临床应用。

人垂体来源的促性腺激素提取困难，临床主要应用的是人类绝经期促性腺激

（Hunan Menopause Gonadotropin，HMG），用以促排卵治疗月经紊乱、闭经和不育不孕等。近年来利用重组 DNA 技术和转录后蛋白修饰技术制备了人 FSH 和 LH。

（三）卵巢

卵巢位于盆腔子宫两侧，为一对扁圆形的灰白色腺体。成年妇女的卵巢大小约4cm×3cm×1cm，重量 5~6g，具有生殖和调节内分泌的双重功能，能够产生卵子以及合成和分泌雌激素、孕激素、雄激素等。卵巢还分泌多种肽类物质，对局部和下丘脑－垂体轴功能进行调节（图 1-7）。

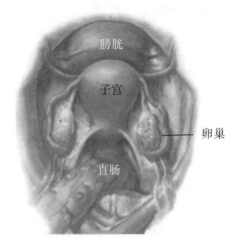

图 1-7 卵巢示意图

1. 卵泡发育和卵泡数的变化。

卵泡的发育起始于胚胎时期，在胚胎 20 周时卵泡数达到高峰，约 700 万个，之后卵泡数逐渐减少。胎儿出生时有 100 万~200 万个，青春期前有 10 万~20 万个，到绝经时则不到 1000 个。青春期之后由于促性腺激素的刺激，卵泡由自主发育进展到发育成熟。在生育期，每个月有一批卵泡经过募集、选择、发育，一般有一个优势卵泡发育成熟、排卵。卵泡包括始基卵泡、窦前卵泡、窦状卵泡、排卵前卵泡（成熟卵泡），从始基卵泡发育到成熟卵泡需要经过 12 个多月的时间，包括窦前卵泡 9 个月、窦状卵泡 3 个月（图 1-8）。女性一生中有 400~500 个卵泡发育成熟并排卵，其余卵泡发育到一定程度后将通过细胞凋亡机制自行退化，称为卵泡闭锁。

2. 排卵。

卵细胞和周围的颗粒细胞一起被排出卵巢的过程称为排卵，多发生在下次月经来潮前 14 天。排卵前成熟卵泡分泌的雌激素对下丘脑形成正反馈，促使 GnRH 释放，刺激垂体促性腺激素的释放，出现 FSH/LH 峰值，促进排卵的发生。

3. 黄体形成和退化。

排卵后卵泡液流出，卵泡壁塌陷，卵泡壁的卵泡颗粒细胞和卵泡内膜细胞向内侵入，与周围的卵泡外膜共同形成黄体。卵泡颗粒细胞和卵泡内膜细胞在 LH 的作用下进一步黄素化，形成颗粒和卵泡膜黄体细胞，在排卵后 7~8 天黄体功能和体积达到高峰。若卵子未受精，则黄体在排卵后 9~10 天开始退化，其功能持续约 14 天，逐渐由周围结缔组织及纤维深入和替代，形成白体（图 1-8）。

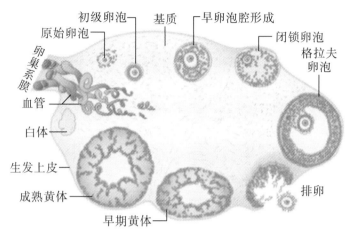

图 1-8　卵泡的发育过程

4. 性激素的生理作用。

（1）雌激素与孕激素既有协同作用又有拮抗作用，二者共同作用于女性，产生女性的生殖功能和内分泌功能。孕激素在雌激素作用的基础上，进一步促进女性生殖器和乳房的发育，表现为协同作用；在子宫内膜、子宫收缩、输卵管蠕动、宫颈黏液变化、阴道上皮细胞角化和脱落、水钠潴留与排泄等方面则具有拮抗作用（表 1-2）。由于孕激素具有升温作用，在月经周期中基础体温呈双相变化，临床可根据基础体温变化这一特点，判断和检测卵巢有无排卵。

（2）雄激素的生理作用：①作为合成雌激素的前体；②促进阴蒂、阴唇、阴阜的发育和阴毛、腋毛的生长；③对抗子宫内膜的增生，抑制阴道上皮细胞的增生和角化；④促进蛋白质合成和肌肉生长，刺激骨髓中红细胞的增生；⑤与雌激素和孕激素协同作用，促进钙在骨质沉积，促使长骨基质生长；⑥在性成熟后导致骨骺闭合；⑦促使基础代谢率增加。

（3）卵巢分泌多肽激素：抗苗勒管激素（Anti-Müllerian Hormone，AMH）、抑制素、激活素、卵泡抑制素、生长因子等。多肽激素对垂体 FSH 的合成和分泌具有反馈调节作用，能够在卵巢局部调节卵泡膜细胞对促性腺激素的反应性。

表 1-2　雌激素和孕激素的生理作用

	雌激素	孕激素
子宫平滑肌	发育，增加对缩宫素的反应，收缩增强	松弛，对缩宫素的反应降低
子宫内膜	增生	在增生的基础上分泌
宫颈黏液	稀薄，量增加	质稠，量减少
宫颈口	松弛	闭合
输卵管	发育，加强节律收缩	抑制节律收缩
卵巢	发育，促雌激素、FSH 受体	降低对促性腺激素的反应

	雌激素	孕激素
阴道	上皮增生和角化，糖原增加，pH 值降低	上皮脱落
乳腺	腺管增生	腺泡增生
第二性征	促进发育	促进发育
骨代谢	促进发育	促进发育
脂代谢	升高 HDL，降低 LDL 及胆固醇	—
水盐代谢	促进水钠潴留	促进水钠排泄
体温中枢	—	使体温升高
H-P-O轴	正负反馈	负反馈

备注：HDL，高密度脂蛋白；LDL，低密度脂蛋白。

三、育龄期生殖激素的周期性变化

（一）雌二醇（Estradiol，E_2）

血液中的雌二醇主要来自优势卵泡。在月经周期的开始，上一个周期的黄体萎缩，雌激素水平降到周期中的最低值。E_2 的基础值为 25~45pg/mL，一般不超过 80pg/mL，该值可反映卵巢的储备状态。伴随着卵泡发育，E_2 水平逐渐升高，在卵泡发育进入活跃期后成倍增加，排卵前 24~36 小时达到峰值（雌激素第一峰，超过 200pg/mL），提示卵泡发育成熟，排卵后快速下降，约为峰值的 50%，之后随黄体的形成，E_2 再度上升，形成雌激素的第二峰，水平略低于第一峰。在月经周期中雌激素曲线为双峰曲线。雌激素第一峰是受孕的良好时机，结合 LH 等的测定，指导性生活及进行辅助生殖治疗等，可获得较高的受孕率，不需要妊娠的妇女此时应采取可靠的避孕方法。

（二）孕酮（Progesterone，P）

卵泡期孕酮水平非常低，一般不超过 1.0ng/mL。卵泡成熟时，伴随 E_2 峰、LH 峰开始有小幅升高，与 LH 峰意义相同。排卵后，随卵巢黄体的形成，在排卵后一周形成孕激素峰。一般以血孕酮达 3~5ng/mL 作为有排卵的判断标准，提示本周期有排卵。在月经周期中 P 曲线为月经后半期的单峰曲线，和基础体温（Basal Body Temperature，BBT）一样，血中孕激素含量上升不能排除未破裂卵泡黄素化综合征（Luteinized Unruptured Follicle Syndrome，LUFS）。孕激素的测定时机需综合考虑 BBT、宫颈黏液等，一般应在 B 超发现优势卵泡破裂、BBT 上升、宫颈黏液评分下降后，了解有无排卵及判断黄体功能是否正常。由于孕酮分泌的脉冲式特征，有条件的女性应在排卵后 5、7、9 天分别测定孕酮值，平均值低于 15ng/mL 则考虑黄体功能不足，但此法实际上难以采用，一般在临床上黄体期测定任意一次孕酮值不低于 10ng/mL，则认为黄体功能正常。

（三）促黄体生成素（LH）

血 LH 在卵泡期及黄体期均处于低值（5～10mIU/mL）。排卵前，由于雌激素的正反馈作用，LH 曲线形成陡峭的峰，可为基础值的 3～10 倍，峰顶一般在排卵前 10～24 小时（平均约为 16 小时），排卵后该值很快下降。在月经周期中 LH 曲线的特点：排卵期陡峰。当雌激素达峰值、宫颈黏液评分达峰值且优势卵泡成熟 3 天以上仍无 LH 峰出现时，可能为正反馈缺陷，可考虑使用诱发排卵的药物，如绒毛膜促性腺激素（HCG）。LH 和 FSH 水平在非排卵期一般相近，如 LH/FSH 比值大于 2，提示多囊卵巢综合征（PCOS）的可能。

（四）促卵泡激素（FSH）

血 FSH 与 LH 类似，在卵泡期及黄体期均处于低值（5～10mIU/mL），排卵前由于雌激素的正反馈作用，形成一个较低的 FSH 峰，约为基础值的 2 倍（6～30mIU/mL）。在月经周期中 FSH 曲线的特点：排卵期小峰。在卵泡早期，FSH 对于判断卵巢储备功能的价值高于 LH，月经周期第 3 天 FSH 测定在 10mIU/mL 以下提示卵巢储备良好，FSH 测定大于 15mIU/mL 提示生育预后差。FHS/LH 比值大于 1，提示卵巢功能退化。

（五）睾酮（Testosterone，T）

月经周期中，睾酮的变化不明显，排卵期、黄体期略高于卵泡期。目前通常测定血中的总睾酮水平，但真正有临床作用的为游离睾酮，需同时参考性激素结合球蛋白（SHBG）水平。

（六）泌乳素（Prolactin，PRL）

月经周期中，PRL 的变化不明显，排卵期、黄体期略高于卵泡期。PRL 是一种应激激素，对多种外界刺激敏感，饮食、睡眠和运动状态、情绪、药物、活动等均可能对其分泌造成影响，在测定及解释结果时应注意。

四、女性不同时期的生理及生殖激素变化特点

女性的一生可根据性腺功能的兴衰分为新生儿期、儿童期、青春期、生育期、围绝经期和绝经后期等时期，不同的时期有不同的生理特点。

（一）新生儿期

由于在子宫内受到母体及胎盘所产生的性激素的影响，女性在出生时子宫、卵巢及乳房等可能有一定程度的发育，甚至可能有阴道出血和溢乳，这些都是正常的生理现象，多数会很快随体内激素减退而自然消失，无需特殊处理。

（二）儿童期

女性在 8 岁以前，下丘脑－垂体－卵巢轴处于抑制状态，体内性激素水平低下，内外

生殖器处于幼稚状态，卵巢狭长，卵泡仅发育到窦前期即萎缩和退化。儿童期后期下丘脑－垂体－卵巢轴开始启动，卵泡开始发育并分泌性激素，促使生殖器官及第二性征发育，逐渐向青春期过渡并成熟。

（三）青春期

世界卫生组织（WHO）定义青春期的年龄为 10～19 岁，此时下丘脑 GnRH 开始出现脉冲式释放，作用于垂体前叶，促使 FSH 和 LH 分泌，刺激卵巢发育成熟产生性激素，使全身尤其是生殖系统和第二性征随之发育成熟，月经来潮。月经来潮提示卵巢的雌激素达到一定的水平，足以促使内膜增生，但 H－P－O 轴调节机制并不成熟，卵巢功能尚不稳定，卵泡虽有发育，但常出现不排卵、月经不规律和排卵障碍性异常子宫出血。

（四）生育期

女性 18～49 岁，H－P－O 轴功能成熟。H－P－O 轴具备完善的反馈调节机制，卵巢周期性分泌激素并排卵。生殖激素具有典型的周期性变化，卵巢的生殖功能与内分泌功能旺盛。

（五）围绝经期

卵巢功能开始衰退，直到绝经后 1 年。这种情况一般发生在 45～55 岁。由于卵巢功能逐渐衰退，卵巢对促性腺激素反应不良，卵泡不能如期发育成熟和排卵，促性腺激素开始逐渐升高，无排卵周期增加，临床常表现为排卵障碍性异常子宫出血及月经不规律。当卵巢内卵泡耗竭时，对垂体促性腺激素失去反应，性激素水平降低，月经停止，称为绝经，可导致相关血管舒缩不稳定和精神/神经症状等，即更年期综合征。

（六）绝经后期

卵巢分泌的雌激素水平明显下降，卵巢间质可分泌少量雄激素，雄激素可在外周组织转化为雌酮，成为绝经后早期主要的雌激素来源。

第二节　子宫内膜、生殖道的周期性变化

一、子宫内膜的周期性变化

子宫内膜由基底层和功能层构成。基底层不受月经周期卵巢激素变化影响而脱落；功能层受卵巢雌激素、孕激素的影响产生增生、分泌的周期性变化。若未受孕，功能层将脱落，伴阴道流血，临床表现为月经来潮。

（一）增生期

增生期为月经周期第 5～14 天，与卵巢的卵泡期相对应。在卵泡期雌激素的作用下，

子宫内膜表面上皮、腺体和腺上皮、间质细胞及血管呈增生状态，根据增生的程度，增生期分为早、中、晚 3 期，一般持续 2 周。

（二）分泌期

分泌期为月经周期的第 15～28 天，与卵巢的黄体期相对应，一般持续 2 周。黄体形成后，在雌激素、孕激素的共同作用下的子宫内膜产生变化，重要的特征是腺体出现分泌现象。根据腺体分泌活动的不同阶段，分泌期分为早、中、晚 3 期（图 1-9）。

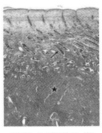 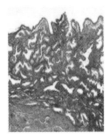

子宫内膜增生期　　子宫内膜分泌期

图 1-9　子宫内膜增生期和分泌期

（三）月经期

月经周期第 1～4 天，由于雌激素、孕激素水平下降，子宫内膜失去激素的支持，缺血，组织崩解、脱落、出血，形成月经。

二、阴道黏膜的周期性变化

阴道上皮为复层鳞状上皮，分底、中、表 3 层（图 1-10）。周期性变化在阴道上段表现明显。排卵前，在雌激素的作用下，底层细胞逐渐演变为中层细胞和表层细胞，阴道上皮增厚，出现角化并促使细胞合成糖原，糖原经寄生在阴道内的乳酸杆菌分解生成乳酸，使阴道保持一定酸度，以防止病原微生物的繁殖，维持阴道微生态平衡，形成阴道内抗感染的防御机制。排卵后，在孕激素的作用下，表层上皮细胞脱落，使阴道分泌物浓稠。临床上可应用这些周期性变化，取阴道上段黏膜涂片，根据阴道脱落细胞底、中、表所占比例（成熟指数，Mature Index，MI），评估体内雌激素的水平。

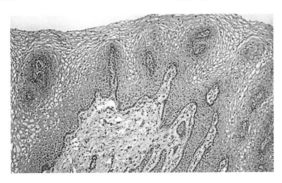

图 1-10　阴道黏膜

三、宫颈及宫颈黏液的周期性变化

宫颈在雌激素、孕激素的作用下，具有分泌和启闭功能。宫颈黏液由黏蛋白、血浆蛋白和水溶性成分组成。黏蛋白是一种富含碳水化合物的糖蛋白，水溶性成分包括无机盐、葡萄糖、氨基酸、多肽类和脂质等。黏液的物理、化学性质及分泌量受卵巢激素的影响而有明显的周期性变化。在雌激素的影响下，宫颈变得松软、即将排卵时宫颈口张开呈瞳孔状，宫颈分泌黏液增多，黏液中水分含量增加，黏液稀薄、清澈透明，呈蛋清样，具有拉丝力，拉丝可达 8~12cm。黏液自宫颈管流出，呈瀑布状沿宫颈口流下，在阴道后穹窿形成宫颈黏液池。将黏液做涂片检查，在显微镜下可见羊齿状结晶样改变，这种改变在月经周期第 6~7 天开始出现，到排卵期最明显，电镜下可见糖蛋白排列呈网状结构，其间隙使精子易于通过。排卵后，孕激素占主导，宫颈口关闭，黏液分泌量及水分含量减少，黏液变黏稠，拉丝度差，易断裂，其结构不利于精子穿过，黏液的羊齿状结晶逐渐模糊，至月经第 22 天消失，取而代之的是排列成形的椭圆体。临床上根据宫颈和黏液的周期性变化，检查宫颈和黏液涂片（Insler 评分），了解体内雌激素的水平和卵巢的功能（图 1-11、图 1-12），可用于监测排卵。

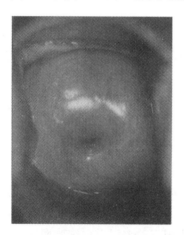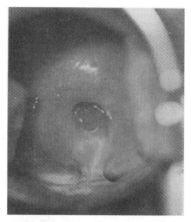

图 1-11　宫颈口及黏液变化

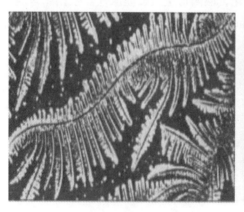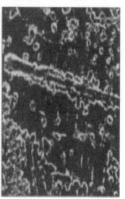

图 1-12　宫颈黏液羊齿状结晶及椭圆体

四、输卵管的周期性变化

输卵管内衬上皮由非纤毛细胞和纤毛细胞组成。月经周期中在雌激素、孕激素作用下其形态和功能发生相应的周期性变化。在雌激素的作用下，纤毛细胞增生、体积增大，非纤毛细胞分泌增加，帮助卵子运输和提供种植前的营养成分，刺激输卵管的发育和肌层的节律性收缩。孕激素则可抑制输卵管黏膜上皮的生长，减少分泌细胞分泌黏液，减少输卵管的收缩频率。在雌激素、孕激素的协同作用下，保证卵子在输卵管内正常运输。

第三节　月经的定义及临床表现

一、定义

月经（Menstruation）是指随卵巢的周期性变化，子宫内膜周期性剥落出血的现象。规律正常的月经周期反映出下丘脑、垂体、卵巢之间存在着精细的相互调节，是生殖功能和性成熟的临床标志。

二、临床表现

初潮（Menarche）是指女性第一次月经来潮，初潮年龄为 11～15 岁，这是性功能成熟的标志。月经初潮的年龄受种族、地区、营养、环境、体质、气候和遗传等影响。初潮后 2～4 年，由于调节月经的下丘脑－垂体－卵巢轴尚未成熟，容易发生月经紊乱。据统计，女性初潮后 2 年内，50%～90% 为无排卵周期，5 年后 80% 为排卵周期。

月经具有规律性和自限性。月经的四要素包括周期、经期、经量及规律性。两次月经第一天的间隔时间为一个月经周期（Menstrual Cycle），为 21～35 天，平均 28 天。每次月经持续的时间称为经期（Duration of Periods），为 3～7 天。经量为一次月经的总失血量，正常量为 30～50mL，超过 80mL 为月经过多，低于 5mL 为月经过少。

月经期一般无特殊症状。由于经期盆腔充血及前列腺素的作用，有些女性可出现下腹及腰骶部下坠不适或子宫收缩痛、腹泻等症状。少数女性可有头痛及轻度神经系统不稳定症状。

月经血的 75% 来自子宫内膜的动脉，25% 来自静脉，包含内膜组织碎片、前列腺素和来自子宫内膜的纤维蛋白溶酶等。由于纤维蛋白溶酶的作用，月经血呈暗红色且不凝集。

三、影响月经的其他内分泌腺体

（一）甲状腺

甲状腺（图 1-13）分泌的甲状腺素主要参与全身各种物质的新陈代谢，对性腺的发育和成熟、维持正常的月经和生殖功能具有重要的作用。在青春期前，甲状腺功能减退可导致性发育障碍、青春期发育迟缓、月经失调。在生育期则表现为月经稀少甚至闭经，从而导致不孕、自然流产和畸胎发生率增加。甲状腺功能亢进也可能影响月经。

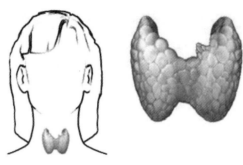

图 1-13　甲状腺

（二）肾上腺

肾上腺（图 1-14）除合成和分泌糖皮质激素和盐皮质激素，还合成和分泌少量雄激素和微量的雌激素。少量雄激素为正常妇女阴毛、腋毛、肌肉和全身发育所必需。但若雄激素分泌过多，可抑制下丘脑分泌 GnRH，对抗雌激素，使卵巢功能抑制而出现月经失调及闭经，甚至出现男性化表现。

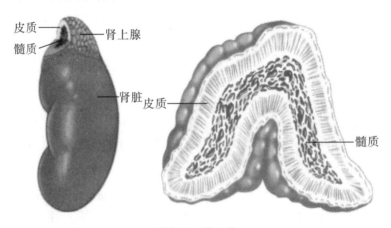

图 1-14　肾上腺

（三）胰腺

胰腺（图 1-15）分泌的胰岛素除参与糖代谢，还对维持正常的卵巢和月经功能有重要的作用。胰岛素依赖型糖尿病患者常伴有卵巢功能低下。过量的胰岛素可促使卵巢产生过多的雄激素，影响卵泡的生长、发育，引起月经紊乱或闭经。

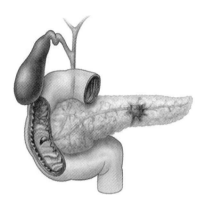

图 1-15 胰腺

第四节 女性生殖激素测定及结果判读

在生殖内分泌疾病的诊治中，生殖激素的测定发挥着非常重要的作用。生殖激素包括下丘脑、垂体、卵巢分泌的与生殖有关的激素。生殖激素报告的判读对生殖内分泌疾病的诊断、鉴别诊断、治疗、疗效评估等均有重要意义。

一、常用的生殖激素测定项目

目前临床应用的女性生殖激素测定项目主要有促卵泡激素（FSH）、促黄体生成素（LH）、雌二醇（E_2）、孕酮（P）、睾酮（T）、泌乳素（PRL）等。下丘脑激素产生后进入垂体门脉系统循环，半衰期短，体循环中含量极低，目前无法在临床上测定。当检测发现促性腺激素低下时，为了区分是下丘脑功能异常还是垂体功能异常，目前主要采用GnRH 兴奋试验。抗苗勒管激素是转化生长因子 β（Transforming Growth Factor，TGF-β）超家族成员。在女性是由卵巢窦前卵泡和小窦卵泡的颗粒细胞所分泌的一种糖蛋白，其分泌不受 FSH 的影响，与卵子的储备量和卵巢功能密切相关，已作为预测卵巢储备功能的标志物进入临床应用。

抗苗勒管激素（Anti-Müllerian Hormone，AMH）测定是近年逐渐被人们重视的能反映卵巢储备的一项检查。AMH 水平与窦卵泡数量呈正比，可以更真实地反映原始卵泡储备情况，其水平主要与年龄相关，随卵巢功能降低和绝经而降低，正常生育期妇女在不同的周期保持相对稳定，且不受月经周期的影响，不受避孕药等的干扰，可以在月经周期的任何时间采血，便于临床应用。随着研究的日益深入，近年来发现 AMH 还在生殖、肿瘤等领域具有广泛的应用前景。

二、生殖激素的测定方法

常用的测定方法有气相色谱层析法、分光光度法、荧光显示法、放射免疫分析法、酶联免疫吸附分析法、免疫化学发光法等。

生殖激素在血液中的测定结果与其他检验结果最大的不同是它们具有周期性，并与生理阶段有关。在月经周期的不同时间，其测定结果具有周期性变化的特点，正常参考值也是有周期性的，与 H－P－O 轴的功能状态密切相关。因此在判读结果时需结合患者的年龄、月经周期，注意各种激素之间的反馈关系，并需要动态观察。需注意患者近期是否有用药史，尤其是激素相关药物的使用情况。

三、各生殖激素在不同生理阶段的变化规律

在青春期前，H－P－O 轴处于抑制状态，生殖激素水平低下。进入青春期后，H－P－O 轴抑制解除，生殖激素水平逐渐升高，女性逐渐发育，但 H－P－O 轴尚不完善，排卵周期少，周期性变化不典型。育龄期妇女的生殖激素具有典型的周期性变化，具备完善的反馈机制（详见本章第一节）。围绝经期卵巢的储备功能逐渐降低，对促性腺激素反应不足，同时促性腺激素水平（尤其是 FSH 水平）升高，黄体功能不足，无排卵周期增多，雌激素波动式降低。绝经后期，促性腺激素水平高，性激素水平低。

AMH 作为反映卵巢储备功能的指标，具有明显随年龄变化的特点。从婴幼儿起，AMH 随年龄增长逐渐上升，约 15 岁时达到高峰，此后直到 25 岁保持稳定的高水平，25 岁后 AMH 随年龄增长逐渐下降。有学者认为 1.15ng/mL 可作为诊断卵巢储备功能降低的 AMH 阈值。在众多卵巢储备功能的评估指标中，AMH 是最早随年龄增长发生改变的指标，可以灵敏地评估年龄相关的生育能力。

四、GnRH 垂体兴奋试验

该试验用于了解垂体 LH 和 FSH 的功能，以鉴别下丘脑性闭经和垂体性闭经，为进一步的治疗方案的选择提供依据。当生殖激素测定显示 Gn 及性激素水平均低下时，提示为中枢性闭经，需要进一步了解促性腺激素释放激素水平，然而目前临床上尚无法测定促性腺激素释放激素，通过 GnRH 垂体兴奋试验可间接了解。

（一）方法

首先测定基础促性腺激素水平（LH、FSH），一般测定 LH 即可。然后静脉注射 GnRH 100μg（10 肽），不同的时间（用药后 15 分钟、30 分钟、60 分钟、90 分钟、120 分钟、180 分钟）采血，测血清 FSH 和 LH。

（二）结果判读及意义

正常反应：用药后 30～90 分钟 LH 较用药前升高 2～3 倍，FSH 峰值可比基础值升高 2～3 倍，提示垂体功能良好。无反应或弱反应：用药后 LH、FSH 升高达不到正常值，提示垂体功能不良，多见于垂体功能减退、青春期前儿童、青春期延迟者。过度反应：LH 高峰值较基础值升高 5 倍以上，可见于 PCOS；延迟反应：高峰出现时间后延，多见于下丘脑性闭经（表 1-3）。

表 1-3　GnRH 垂体兴奋试验结果及可能原因

GnRH 垂体兴奋试验结果	可能原因
正常反应	下丘脑性闭经、性早熟（儿童）
无反应或弱反应	垂体功能低下、青春期前、青春期延迟
延迟反应	下丘脑性闭经
过度反应	PCOS

五、各生殖激素的正常参考值

目前常用的生殖激素测定，在不同实验室，使用不同测定方法、不同试剂时，其正常参考值均存在差异，同时应注意不同测量单位之间的换算系数（表 1-4）。以下数值仅供参考。

表 1-4　各生殖激素的正常参考值及换算

		旧制单位（量浓度）	国际单位浓度	换算系数
E_2	青春期前	<9.0pg/mL	<33pmol/L	3.67
	卵泡期	19.5～144.2pg/mL	91～275pmol/L	
	排卵期	63.9～500.0pg/mL	734～2200pmol/L	
	黄体期	55.8～214.2pg/mL	367～1100pmol/L	
	绝经期	0～32.2pg/mL	<100pmol/L	
P	卵泡期	0.12～1.40ng/mL	<3.2nmol/l	3.18
	黄体期	3.34～30.00ng/mL	9.5～89.0nmol/l	
	绝经期	<0.73ng/mL	<3.2nmol/l	
FSH	青春期前	<5mIU/mL	<5U/L	1
	卵泡期	1～10mIU/mL	1～10U/L	
	排卵期	6～26mIU/mL	6～26U/L	
	黄体期	2～10mIU/mL	2～10U/L	
	绝经期	23.0～116.3mIU/mL	30～118IU/L	

		旧制单位（量浓度）	国际单位浓度	换算系数
LH	卵泡期	2~15mIU/mL	2~15IU/L	1
	排卵期	16~104mIU/mL	16~104IU/L	
	黄体期	4~10mIU/mL	4~10IU/L	
	绝经期	15.9~54mIU/mL	16~66IU/L	
T		0.14~0.76ng/mL	0.7~2.8nmol/L	0.0347
PRL		<25ng/mL	<580mIU/L	21.2
AMH	儿童期（0~10岁）	(3.09±2.91) ng/mL		7.14
	青春期（11~18岁）	(5.02±3.35) ng/mL		
	育龄期（18~50岁）	(2.95±2.50) ng/mL		
	绝经后（50岁以后）	(0.22±0.36) ng/mL		

六、生殖激素项目测定的选择及判读

女性生殖激素在育龄妇女的月经周期中呈周期性变化。连续测定并描绘出激素曲线是最理想的测定方法，但在临床上不现实。患者就诊时，在月经周期的任何时候均可进行测定。首诊时可做一次测定初步了解患者的情况，不同时间的正常参考值不同，在判读结果时应结合月经周期、盆腔检查、B超等综合考虑。如能结合月经周期及患者的不同需求，进行选择性的、有针对性的测定，同时结合生殖内分泌基础知识及不同生殖内分泌疾病的特点对激素报告进行判读则收获更大。

1. 基础值：用于了解卵巢储备功能，一般在月经周期第3天左右测定，主要测定FSH和E_2。FSH的基础值是5~10U/L，E_2的基础值是25~45pg/mL（一般不超过80pg/mL），此时如果FSH值、E_2值升高则应警惕卵巢功能低下。若FSH大于40U/L，E_2小于20pg/mL则预示卵巢功能衰竭，如果年龄在40岁以上，则考虑围绝经期或绝经后期。

2. E_2增长速度：主要用于了解优势卵泡的发育情况，多用于监测排卵及促排卵治疗。

3. 排卵前E_2及LH峰：用于监测排卵，是预测排卵的重要指标，可结合超声检查等综合决定采血时间及采取相应辅助生殖手段等。该测定一般在优势卵泡成熟时进行。

4. 孕激素峰：用于了解有无排卵及判断黄体功能，应在黄体期采血，需要结合患者的月经周期考虑。如果为标准月经周期，一般在周期第21~22天采血，也可选择在B超发现优势卵泡破裂、BBT上升、宫颈黏液评分下降、排卵试纸阳性转阴后一周采血，月经周期比较规律的妇女也可在预计月经来潮前一周左右采血。

5. T、PRL无明显周期性，在相应疾病治疗后应及时测定，以了解治疗效果。

6. 闭经患者可在任何时间采血，首先需排除妊娠，结合患者的临床表现和超声检查等判断患者的H-P-O轴状态。

7. AMH与月经周期关系不明显，在月经周期不同阶段都是稳定的，也不受避孕药物等的影响，因此可在月经周期的任何时间采血测定该值。

8. 注意相关药物的影响。各种药物对体内激素水平的影响不同，需要了解各药物的作用机制、药物代谢情况、激素药物的分子结构和空间构象等。检查时应注意用药时间与采血时间的关联。可能对生殖激素测定结果产生影响的药物有生殖激素类（包括避孕药）、精神神经类药物等。有的药物进入体内是可以测定的，干扰体内激素水平，有的无法直接测定，但对 H−P−O 轴有反馈作用。

七、生殖激素测定结果判读案例

测定结果判读是临床医生的基本功之一。与正常参考值对比，结合临床即可判读。但仅用此法来判读生殖激素测定结果是远远不够的，医生还需要具备生殖内分泌基础知识、生殖内分泌疾病的基本知识，应牢记育龄期生殖激素具有周期性。

1. 关注患者的年龄。青春期前生殖激素水平低下；育龄期有典型的周期性变化；绝经后期促性腺激素水平高、性激素水平低。如果偏离了相应年龄应有的结果，则需要考虑相应的病理变化，如性早熟、卵巢早衰等。

2. 结合月经周期。月经周期中 FSH、LH、E_2、P 四条曲线应时刻记在脑海里。

3. 注意各激素间的正负反馈关系，既要看每一项激素的绝对值，也应注意各激素间的关系。

4. 结合临床。激素相关的靶器官表现有宫颈黏液变化（患者自觉白带变化及宫颈黏液 Inseler 评分）、乳房胀痛、排卵痛、周期性情绪变化等，结合病史、盆腔检查发现和治疗反应。

5. 结合 B 超等辅助检查结果。

6. 关注用药情况，如促排卵药物、抑制排卵药物（避孕药）等。

案例 1

患者 21 岁，主诉月经紊乱，月经结束后第 3 天查激素。E_2：87.4pg/mL；P：0.15ng/mL；T：0.14ng/mL；LH：3.8mIU/mL；FSH：10mIU/mL；PRL：5ng/mL。分析此报告：（1）孕激素水平不高，是否反映该患者不排卵？要注意采血时间，孕激素水平只是在排卵后升高，排卵前均为低水平。该患者的采血时间为月经结束后第 3 天，估计在月经周期第 8~10 天左右，应该属于卵泡期，因此无法判断是否排卵，需要进一步检查。月经结束后第 3 天这个时间在妇产科是一个很重要的时间点，可安排输卵管通畅检查、宫腔镜检查、腹腔镜检查、宫颈阴道外阴手术等，但用于了解是否排卵对多数妇女来说是不恰当的。（2）雌激素水平是否偏低？根据一次雌激素检查就判断其水平的高低是不恰当的，从时间看此例处于卵泡期，卵泡正在生长发育，除非低于卵泡早期水平，一般不能轻易下雌激素水平不足的结论。（3）此例 FSH 测定结果为 10mIU/mL，是否考虑偏高，卵巢功能有下降的可能性，即 POI 可能？FSH 是判断卵巢储备功能的指标之一，受月经周期限制，检查时间应为周期的第 3 天左右，而不是月经结束后第 3 天。此时 FSH 水平正在逐渐升高，在执行促进卵泡发育的任务。因此综合分析此例激素报告尚不能对此患者做出诊断，需要进一步检查。

案例 2

患者 32 岁，主诉月经量减少 2 年，月经周期 23 天，检查生殖激素：E_2 为 188.86pg/mL，P 为 17.3ng/mL，T 为 0.39ng/mL，FSH 为 3.8mIU/mL，PRL 为 10.8ng/mL。分析此结果，孕激素处在黄体期水平，雌激素水平也较高，相当于黄体期或卵泡晚期，结合孕激素判断为黄体期更为恰当，说明此患者有排卵的月经周期，同时 FSH 处于较低水平，表明此患者的 H-P-O 轴具有正常的反馈机制，睾酮及泌乳素均在正常范围，再结合月经周期，也位于黄体期，整体分析此患者的 H-P-O 轴应是正常的。其月经减少的症状应另有原因。

案例 3

患者 20 岁，因月经周期延长半年于 2015 年 1 月 20 日下午就诊。既往月经周期 35 天，半年前人工流产一次，后月经周期延长为 2 个月。末次月经：2015 年 1 月 3 日。就诊当日晨激素检查：E_2<11.8pg/mL，P 为 0.49ng/mL，T 为 0.42ng/mL，LH 为 6.2 mIU/mL，FSH 为 4.7mIU/mL，PRL 为 7.5ng/mL。此结果提示雌激素孕激素均处于低水平，且雌激素水平低于育龄妇女早卵泡期，而 FSH、LH 也处于低水平，T、PRL 在正常范围。FSH、LH、E_2、P 均为低水平，且 E_2 极低，而 FSH、LH 未见反馈性升高，均处于育龄期低限，H-P-O 轴间的反馈也可能有问题，问题应该在 H-P，考虑下丘脑/垂体功能低下。患者末次月经在半月前，且半年前有妊娠史，术后仅月经周期延长而非闭经，下丘脑/垂体功能低下似乎不好解释，再仔细追问病史，月经周期第 5 天开始服用复方短效口服避孕药。避孕药可抑制 H-P-O 轴，导致 FSH、LH、E_2、P 均为低水平，因避孕药成分均为人工合成的雌激素、孕激素，其化学结构有别于天然的雌激素，无法测定，故此结果为对避孕药的反应，可建议停药后复查。

案例 4

患者 23 岁，因停经 2 个月于 2012 年 12 月 17 日就诊，G2P0+1，月经周期 35～40 天，暂无生育要求。末次月经：2012 年 10 月 14 日。2012 年 12 月 17 日查 E_2 为 305.4 pg/mL，P 为 0.68ng/mL，T 为 0.69ng/mL，LH 为 86.2mIU/mL，FSH 为 9.7mIU/mL，PRL 为 21.2ng/mL。分析孕激素为低水平，应是尚未排卵，再看高雌激素、高 LH，代表目前有成熟卵泡，且已启动雌激素的正反馈，诱发 LH 高峰。当日超声发现子宫内膜厚 0.7cm，右侧卵巢见直径 2.0cm 卵泡。综合分析此次月经周期排卵期延后，目前正处于排卵期，如无妊娠，预计 2 周后月经来潮。可用 BBT 测定、一周后孕酮测定、动态超声检查等进一步观察。需注意此患者目前无生育要求，处于排卵期，应对性生活、避孕（包括紧急避孕）等有相应的指导。

案例 5

患者 32 岁，末次月经：2011 年 8 月 9 日。因月经周期延长、外院监测无优势卵泡于 2011 年 10 月 31 日就诊。B 超：子宫内膜厚 2.0cm，卵泡直径分别为 0.7cm、0.6cm。激素检查：E_2 为 225.35pg/mL，P>40ng/mL，LH 为 5.4mIU/mL，FSH 为 2.3mIU/mL，PRL 为 29.3ng/mL。分析雌激素、孕激素均为高水平，尤其是孕激素，说明此时为排卵后，由于负反馈，FSH、LH 均处于低水平。排卵后卵巢上当然无优势卵泡，同时子宫内膜厚度较厚，另外孕酮水平相当高，注意有无妊娠可能，应做相应检查。此患者当日血样补查 HCG 阳性，应为已妊娠。提醒各位在临床工作中综合分析各个指标。

第二章 常见的月经疾病

第一节 异常子宫出血

异常子宫出血（Abnormal Uterine Bleeding，AUB）是妇科常见的临床症状，是指与正常月经的周期、经期、经量及规律性等任何一项不符合的来自子宫腔的出血（表 2-1）。2011 年国际妇产科联盟（FIGO）月经失调工作组提出了育龄期非妊娠妇女异常子宫出血的新分类系统，按照病因英文首字母缩写命名为 PALM-COEIN 分类系统（表 2-2）。PALM 指有结构异常的 AUB，COEIN 为无结构异常者。排卵障碍性异常子宫出血（Abnormal Uterine Bleeding-Ovulatory Dysfunction，AUB-O）主要由 H－P－O 轴功能异常引起，包括稀发排卵、无排卵及黄体功能不足等。

表 2-1　正常月经与 AUB 术语的参数

月经的临床评价指标	术语	参数（中国）	参数（FIGO）
周期频率	月经频发	<21d	<24d
	月经稀发	>35d	>38d
周期规律性 （近 1 年的周期性变化）	规律月经	<7d	2～20d
	不规律月经	≥7d	>20d
	闭经	≥6 个月无月经	同左
经期	经期延长	>7d	>8d
	经期过短	<3d	<4.5d
月经量	月经量过多	>80mL	同左
	月经量过少	<5mL	同左

表 2-2　PALM-COEIN 分类系统

	英文名称	中文全称	英文缩写
PALM	Abnormal Uterine Bleeding-Polyp	子宫内膜息肉所致异常子宫出血	AUB-P
	Abnormal Uterine Bleeding-Adenomyosis	子宫腺肌病所致异常子宫出血	AUB-A
	Abnormal Uterine Bleeding-Leiomyoma	子宫平滑肌瘤所致异常子宫出血	AUB-L
	Abnormal Uterine Bleeding-Malignancy and Hyperplasia	子宫内膜恶变和不典型 增生所致异常子宫出血	AUB-M

续表2－2

	英文名称	中文全称	英文缩写
COIEN	Abnormal Uterine Bleeding-Coagulopathy	全身凝血相关疾病所致 异常子宫出血	AUB-C
	Abnormal Uterine Bleeding-Ovulatory Dysfunction	排卵障碍性异常子宫出血	AUB-O
	Abnormal Uterine Bleeding-Iotrogenic	医源性异常子宫出血	AUB-I
	Abnormal Uterine Bleeding-Endometrial	子宫内膜局部异常所致 异常子宫出血	AUB-E
	Abnormal Uterine Bleeding-Not Yet Classified	未分类的异常子宫出血	AUB-N

一、无排卵性异常子宫出血

无排卵性异常子宫出血常见于青春期和围绝经期。青春期病因是 H－P－O 轴发育不成熟，反馈调节机制尚未建立，LH 无高峰形成，卵巢有卵泡发育但无排卵，在初潮后第一年大约 80％的周期无排卵，2~4 年后 30％~50％仍无排卵，初潮后 5 年仍有 10％~20％无排卵。围绝经期的病因主要是卵巢功能逐渐衰退，卵泡数量明显减少，剩余的卵泡对垂体促性腺激素的反应低下，卵泡发育障碍，导致雌激素分泌减少，对垂体的反馈变弱，不能形成 LH 排卵前高峰而影响排卵，不排卵的周期逐渐增加。生育期 H－P－O 轴较成熟和稳定，偶尔受内外环境影响可出现短暂的无排卵，一般不需特殊处理可以自行调节正常，但多囊卵巢综合征、高泌乳素血症等疾病可引起持续不排卵。

正常月经具有自限性。孕激素对稳定子宫内膜、调节细胞外基质蛋白水解、血管重建具有重要的作用。无排卵就无孕激素产生，因单一雌激素波动而引起子宫内膜突破性或撤退性剥脱出血，内膜剥脱不完整，不能刺激子宫内膜有序修复，同时还会影响子宫收缩，表现为不规律的难以自止的子宫出血。

（一）临床表现

不规律的子宫出血时间可长可短，有时长达数十天或数月；出血间隔时间长短不等；出血量时多时少，有时量多伴血块，有时呈点滴状淋漓不尽。出血量多或长期反复出血可引起贫血、头晕、乏力、失眠、精神不振、面色苍白、心悸、血红蛋白降低等。无排卵性月经或不规律性子宫出血常不伴疼痛，妇科及全身检查无器质性病变。

（二）辅助检查

血激素检查雌激素有波动。一般出血期雌激素水平多不高，而孕激素维持在卵泡早期范围，LH 与 FSH 在正常范围，基础体温单相型。B 超检查子宫大小形态正常，宫腔内无异常占位，子宫内膜多增厚或较薄，可见内膜不均匀、泡状回声等。子宫内膜只有雌激素影响，无孕酮拮抗时可发生不同程度的增生改变，出血量多、时间长者可有不同程度的贫血。

（三）诊断与鉴别诊断

本病诊断常采用排除法。首先排除全身性疾病（血液病、肝肾疾病）、生殖器官疾病（炎症、肿瘤）、妊娠及与妊娠相关疾病，以及服用性激素类药物引起的异常子宫出血。通过病史、全身体检、B 超及实验室检查确定出血来自宫腔，同时排除上述疾病，确定无排卵，可确诊为本病。

（四）治疗

止血是首要目标，远期目标是调整月经周期，防止出血反复发作，并随访，早期发现多囊卵巢综合征，预防并及时发现子宫内膜病变。

1. 止血。

止血方法包括手术和药物。围绝经期和生育期止血常选用诊断性刮宫，青春期止血首选药物止血。药物止血方法包括子宫内膜脱落止血法、雌孕激素联合止血法、高效合成孕激素内膜萎缩法、子宫内膜修复法等。

（1）子宫内膜脱落止血法（药物性刮宫）。

应用孕激素使增生的子宫内膜转化为分泌期，停药后子宫内膜完整剥落后重新修复，从而达到止血目的，这种治疗方法也称药物性刮宫法。该方法适用于全身情况好、贫血不严重、血红蛋白达 80～90g/L、出血时间较长、出血量不多者，其体内有一定的雌激素水平，B 超提示子宫内膜有一定厚度。

常用的孕激素包括 17-羟孕酮衍生物（甲羟孕酮、甲地孕酮）、19-去甲基睾丸酮衍生物（炔诺酮）、结构接近天然孕激素的逆转孕酮（地屈孕酮）、口服天然孕激素（黄体酮胶囊）及肌肉注射黄体酮。青春期应首选天然或接近天然的孕激素。

用法：地屈孕酮每次 10mg，每天 2 次，或黄体酮胶囊/胶丸 200～300mg/d；甲羟孕酮片（安宫黄体酮）6～10mg/d，持续用 10～14 天停药后撤退性出血。急性期也可以肌肉注射黄体酮 20mg/d，3～5 天。

（2）雌孕激素联合止血法（短效口服避孕药止血法）。

对于出血量较多、单用一种激素效果较差者，可选用雌激素和孕激素联合应用。常用药为口服短效避孕药，其止血迅速，效果好，使用方便，并便于后续转为调整周期。但是需注意避孕药的禁忌证。

用法：口服短效避孕药，每次 1 片，每天 2～3 次，止血后减量，每 3 天减 1/3 量，维持量为每天 1 片，持续 21 天停药后撤退性出血。重度贫血患者可每次 1 片，每天 4 次，24～36 小时止血后，连用 3～4 天逐渐减量。

常用的种类：去氧孕烯炔雌醇片（妈富隆、欣妈富隆）、孕二烯酮炔雌醇片（敏定偶）、炔雌醇环丙孕酮片（达英-35）、左炔诺孕酮炔雌醇片、屈螺酮炔雌醇片（优思明，含屈螺酮 3mg＋炔雌醇 30μg）、屈螺酮炔雌醇片（优思悦，含屈螺酮 3mg＋炔雌醇 20μg，注意最后四片白色为安慰剂，止血时可不口服）等。

（3）高效合成孕激素内膜萎缩法。

炔诺酮不仅有高效孕激素的活性作用，而且有小量雄激素、雌激素的活性作用。每

6~8 小时口服 3~5mg，止血后每 3 天减 1/3 量，维持量为 3mg/d，使用维持量时应同时加用雌激素，可用结合雌激素 0.625mg/d 或 1.25mg/d，或戊酸雌二醇（补佳乐）1~2mg，共 10~20 天，停药后撤退性出血。通常服药后 48 小时左右能够止血。有人认为炔诺酮负反馈抑制作用较强，不宜长期大量使用，主要用于围绝经期或生育期妇女急性子宫出血、出血量大、贫血较重者。

（4）子宫内膜修复法。

雌激素能使子宫内膜修复增生而止血。该方法适用于出血量大、贫血严重、需要快速止血的情况，也适用于青春期患者，尤其是年龄较小、初潮时间较短、雌激素水平不足者。生育期应少用，绝经过渡期则不宜采用。止血的用药量个体差异较大，减量时不宜过快，应逐渐减量，否则可能再次出血。当全身情况和贫血改善后使用维持量时加用孕激素 10~14 天，使子宫内膜充分转化，停药后子宫内膜完整剥落。通常雌激素用药后 24~48 小时能减少出血或完全止血，72 小时尚未止血者应注意排除器质性疾病或用药不当。用药时要注意雌激素禁忌证，特别注意肝肾功能及凝血功能，血液高凝或血栓疾病患者禁用。常用的注射雌激素包括苯甲酸雌二醇、结合雌激素等，目前临床缺乏注射药物。口服雌激素的效果较注射差，2018 版 AUB-O 指南不建议使用。

注射止血：苯甲酸雌二醇，首剂量 2mg 肌肉注射，每 4~6 小时一次。出血控制后，每 3 天减量 1/3，减至维持量 1mg/d，改用口服雌激素；或结合雌激素 25mg 静脉注射，每 4~6 小时重复一次，通常用药 2 或 3 次后止血，可改服结合雌激素（倍美力）口服片 2.5~5.0mg/d，分 3 或 4 次服用，逐渐减量，维持量为 0.625~1.25mg/d。全身情况及贫血改善，加孕激素 10~14 天停药后撤退性出血。可用黄体酮胶囊 200~300mg/d，或地屈孕酮 10~20mg/d，或甲羟孕酮 6~10mg/d。

口服止血：结合雌激素，每次 1.25mg（如出血严重可用 2.5mg/次），每 4~6 小时口服 1 次。止血后每 3 天减量 1/3，直到维持量 1.25mg/d；或戊酸雌二醇（补佳乐），每次 2mg，每 4~6 小时口服 1 次，止血后每 3 天减量 1/3，直到维持量 1~2mg/d；或炔雌醇，每次 20~30μg，口服，每 8 小时 1 次，止血后每 3 天减量 1/3，直到维持量 20~30μg/d。全身情况及贫血改善加孕激素 10~14 天。

（5）其他辅助止血药物。

氨甲环酸（妥塞敏）：0.5~1.0g 加入 5% 葡萄糖注射液 250~500mL 静脉滴注，或 1g 口服，每天 2 或 3 次，最大量不宜超过 3g/d。

酚磺乙胺（止血敏、止血定）：0.25~0.5g 肌肉注射，每天 1 或 2 次，或加入 5% 葡萄糖注射液 250~500mL 静脉滴注，每次 0.5~1g，每天 2~3 次。

氨甲苯酸（对羧基苄胺、止血芳酸）：每次 0.1~0.3g，静脉滴注，最大量 0.6g/d，或加入 5% 葡萄糖注射液或 0.9% 氯化钠注射液 10~20mL 稀释缓慢静注，或口服，每次 0.25g，每天 3 次，最大量每天 2g。

其他：维生素 K_4 每次 4mg，每天 3 次；维生素 C 0.3g 口服，每天 3 次；卡巴克络（安络血）5~10mg 口服，每天 3 次；某些中药也有止血效果。

（6）诊刮术：对于围绝经期和生育期出血量大、病史较长、药物治疗效果不佳、B 超提示子宫内膜过度增厚且回声不均匀者，诊刮术可迅速止血，并帮助更好地了解子宫内膜病理组织变化，为正确地诊断和处理提供依据，有条件者可在宫腔镜下进行。

（7）子宫内膜切除术是一种微创治疗方法，可使部分子宫内膜无恶变者避免切除子宫。从 20 世纪 80 年代开始对药物治疗无效的月经过多的功能失调性子宫出血患者采用子宫内膜切除术，包括激光、滚球电极、射频，20 世纪 90 年代曾用热球、热循环、微波、双电极、冷冻等，当时用双电极切割镜及电极切割子宫内膜，取得了良好的治疗效果。2007 年隋龙医生详细介绍了宫腔镜双极汽化系统及双电极切割镜的应用，特别强调各种良性异常子宫出血（包括局部因素、全身因素）均可以选用子宫内膜切除术，但手术难度高，具有潜在风险，尚需进一步依据个体情况筛选应用。目前使用较少，2018 版 AUB-O 指南未推荐。

（8）子宫切除术是传统的治疗顽固性功能失调性子宫出血的方法。子宫内膜重度非典型增生者、无条件长期药物治疗者、药物治疗无效者、无生育要求者，可选择子宫切除术。

2. 调整月经周期。

使用雌激素、孕激素模仿自然月经周期的周期性内分泌变化，引起子宫内膜的规律性改变，停药造成撤退性出血，临床采用以下多种方法：雌孕激素周期序贯、雌孕激素周期联合、雌孕激素连续序贯及孕激素后半周期法。

（1）雌孕激素周期序贯：药物撤退性出血第 1～5 天开始使用雌激素 21 天，在服雌激素后 10 天加孕激素，连续用 3 个周期为一个疗程。雌激素可选结合雌激素（倍美力、红利来）口服，0.625～1.25mg/d，或戊酸雌二醇口服，1～2mg/d，或雌二醇凝胶皮肤涂抹 1.5mg/d。孕激素可用地屈孕酮口服，10mg，每天 1 或 2 次，或微粉化孕酮口服，200～300mg/d，或甲羟孕酮口服，6～8mg/d。可以选用复合制剂克龄蒙，其为戊酸雌二醇和环丙孕酮的复合片的商品名，每盒由 2mg 戊酸雌二醇 11 片（白色）和 2mg 戊酸雌二醇/2mg 环丙孕酮 10 片（红色）组成，先服用白片再服用红片，在撤退性出血或月经第 1～5 天开始用药。

（2）雌孕激素连续序贯：药物撤退性出血第 1～5 天开始使用雌激素 28 天，在服雌激素后 14 天加孕激素，连续用 3 个周期为一个疗程，也可使用复合制剂芬吗通 1/10 或芬吗通 2/10。芬吗通为 17β-雌二醇和地屈孕酮的复合片的商品名。芬吗通 1/10 每盒由 17β-雌二醇 1mg 14 片（白色）和 10mg 地屈孕酮/17β-雌二醇 1mg 14 片（灰色）组成，先服用白片再服用灰片。芬吗通 2/10 每盒由 17β-雌二醇 2mg 14 片（红色）和 10mg 地屈孕酮/17β-雌二醇 2mg 14 片（黄色）组成，先服用红片再服用黄片。在撤退性出血或月经第 1～5 天开始用药，用完一盒不停药，继续使用下一盒。通常服药第 24 天左右开始出血，无需停药，到第二盒时自然止血。

（3）雌孕激素周期联合：药物撤退性出血第 1～5 天开始使用雌激素加孕激素 21 天，停药后撤退性出血。可选用上述雌孕激素制剂进行组合，临床上常用复方口服短效避孕药。复方短效口服避孕药中雌激素的作用是防止突破性出血，孕激素则促进内膜分泌转化，通常 3 个周期为一个疗程。

用法：月经或撤退性出血第 1～5 天起每天一片，连续服用 21 天停药后撤退性出血。青春期用雌激素止血或雌孕激素人工周期，用药时间不宜过长，通常 3～6 个月为一个疗程。雌激素能引起骨骺融合，年龄小于 16 岁的患者用药时应特别注意身高的变化。

（4）孕激素后半周期疗法：无排卵性子宫异常出血、体内具有一定雌激素水平者，在月经周期后半期或撤退性出血后第 12～15 天开始加用孕激素 10～14 天。

用法：甲羟孕酮 6～10mg/d，每天一次；地屈孕酮 10mg，每天 1 或 2 次；黄体酮胶囊 200～300mg/d，连用 10～14 天；肌肉注射黄体酮 20mg/d，连用 5～7 天。3 个周期为一个疗程。

各种调整月经周期的方案见图 2-1。

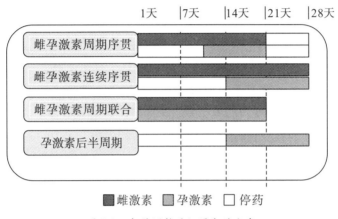

图 2-1　各种调整月经周期的方案

二、子宫内膜增生的处理

（一）子宫内膜单纯性增生

恶变发生率约 1%，选用周期性孕激素治疗或雌孕激素周期联合治疗。

1. 甲羟孕酮 10mg/d，口服；或地屈孕酮 20mg/d，分 2 次服，连用 10～14 天，从月经第 15 天起或诊刮术后开始用。

2. 雌孕激素周期序贯：戊酸雌二醇 1～2mg/d 或结合雌激素 0.625mg/d，连续用 21 天，后 10 天加用甲羟孕酮；或用戊酸雌二醇/环丙孕酮片（克龄蒙）雌孕激素周期序贯治疗，应用于 45 岁以下要求维持月经者。

3. 复方短效口服避孕药：去氧孕烯炔雌醇片、孕二烯酮炔雌醇片。炔雌醇环丙孕酮片（达英－35）、屈螺酮炔雌醇片（优思明）、屈螺酮炔雌醇片（优思悦）等均可用于调整周期，使用时应参照避孕药的适应证与禁忌证。

（二）子宫内膜复杂性增生

恶变率约 3%，可采用下列方法促进子宫内膜萎缩。

1. 孕激素全周期法：甲羟孕酮 6～10mg/d 或甲地孕酮 4～8mg/d，在撤药后第 5 天开始使用，或地屈孕酮 20mg/d，分 2 次服，连用 20～22 天，3 个月为一个疗程。

2. 大剂量孕激素持续治疗：醋酸甲羟孕酮（MPA）250mg/d，或醋酸甲地孕酮（宜利治）160mg/d，口服，3 个月为一个疗程。单纯孕激素治疗期间常有间断少量阴道出血，有时淋漓不净，持续数月才能止血。

3. 左炔诺孕酮宫内缓释系统（LNG－IUS，曼月乐）为含激素的宫内节育器，每天可在宫内释放 20μg 左炔诺孕酮（LGN）。临床上利用 LNG 对子宫内膜的抑制作用治疗异常子宫出血和子宫内膜的增生病变。LNG 可以有效抑制非典型增生及无非典型增生的子宫内膜，通常在安放 3 个月后出血量能减少 86%，12 个月后出血减少 97%，20%～30% 的患者可导致闭经。LGN-IUS 使用有效期为 5 年，在使用期间应用 B 超或内膜活检监测子宫内膜变化。

（三）子宫内膜非典型增生

子宫内膜非典型增生的恶变率为 10%～15%，甚至有报道高达 25%～30% 转变为子宫内膜癌。治疗主要以手术为主，保守治疗主要适用于不适宜手术或要求保留生殖功能者、年龄小于 45 岁者、有良好的依从性者。药物治疗以孕激素为主。

1. 孕激素治疗：醋酸甲羟孕酮 250mg/d 或醋酸甲地孕酮 160mg/d，口服 3 个月为一个疗程，每 3 个月取子宫内膜活检，如子宫内膜出现分泌期表现或萎缩现象，说明病变好转，但停药后仍有复发可能，药物治疗无效者应手术治疗。

2. 促性腺激素释放激素激动剂（GnRH-a）：达菲琳每支 3.75mg 或诺雷德每支 3.6mg 皮下埋植。GnRH-a 可引起垂体降调节，继而使垂体促性腺激素和卵巢激素水平降低，使子宫内膜增生受到抑制，一般用药没有严重不良反应。超过 3 个月以上用药应注意低雌激素引起的骨量减少，可用反添加疗法防治，加用倍美力 0.3mg/d 或戊酸雌二醇 1mg/d 或利维爱 1.25mg/d，可控制潮热等不适及防止骨质疏松。

2016 年 2 月，英国皇家妇产科医师学院（RCOG）和英国妇科内镜学会（BSGE）发布《子宫内膜增生管理指南》，推荐应用 2014 年修订版的 WHO 分类，根据是否有细胞不典型增生将子宫内膜增生分为无不典型增生和不典型增生 2 类。无不典型增生在 20 年内进展为子宫内膜癌的风险低于 5%，大多数患者均能自然缓解，与单纯观察相比，孕激素治疗能获得较高的缓解率。对于随访中没有缓解或存在异常子宫出血的病例推荐孕激素治疗。治疗方法包括连续孕激素和左炔诺酮宫内缓释系统（LNG-IUS），孕激素可用甲羟孕酮 10～20mg/d，治疗时间至少 6 个月。不推荐子宫内膜消融术。不典型增生建议行子宫切除术，对有生育要求者要全面评估，进行多学科会诊，制订管理和随访方案，首先选用 LNG-IUS，其次为口服孕激素，每 3 个月随访 1 次直至组织学结果 2 次阴性。在开始准备受孕之前至少有 1 次组织学评价证实疾病缓解。推荐辅助生殖技术，在开始之前一定要确定子宫内膜增生已缓解。

三、黄体功能不全

（一）定义

在排卵后由于黄体发育不全或过早退化，孕激素分泌不足导致子宫内膜分泌不良，引起异常子宫出血和生殖功能缺陷等症候群。

（二）临床表现与诊断

大多数患者无明确主诉，仅少许有月经周期短、不孕或早期流产史。部分患者表现为月经间期出血（Intermenstrual Bleeding，IMB），包括排卵期出血、黄体期出血。基础体温双相型，升温小于 10 天。黄体期血浆孕酮低于 10ng/mL。预期月经来潮前 1~3 天子宫内膜活检发现子宫内膜分泌功能不足。

（三）治疗

症状不明显，患者可耐受，排除器质性病变，无生育要求者可随访观察。

黄体补充法：黄体酮 10~20mg/d，从基础体温升温第二日或排卵日开始，每天一次，肌肉注射，连用 5~7 天；地屈孕酮 10mg，每天二次，口服，从排卵日起连用 10 天，如已怀孕可继续服用。

人绒毛膜促性腺激素（HCG）1000IU/d，从排卵日起每天或隔天肌肉注射，连用 5~7 天。HCG 2000IU 隔天一次肌肉注射，3~4 次，补充黄体功能。或卵泡成熟时肌肉注射 HCG 5000~10000IU，诱导排卵。以后继续口服微粒化黄体酮或地屈孕酮（适用于有生育要求者）。

诱导卵泡发育法：氯米芬 50mg/d 或来曲唑 2.5~5mg/d 口服，从月经第 3~5 天开始，连服 5 天。可配合上述黄体补充药物使用（适用于有生育要求者）。

复方短效口服避孕药尤其适用于有避孕需求者，可很好地控制月经周期。

四、月经过多

（一）定义

月经周期规律，出血量多（超过 80mL），带有血块，长期大量出血，引起头昏、心悸、贫血等症状，但没有月经间期出血或性交后出血的情况，首先应排除子宫肌瘤、子宫内膜息肉、子宫腺肌病等引起的子宫出血增多。这里应注意：使用含铜宫内节育器的妇女也常出现月经过多，需排除凝血功能紊乱的全身性疾病。

（二）临床表现与诊断

月经周期规律，经量多；盆腔检查及 B 超检查未发现器质性病变；血常规及凝血功能正常；酌情进行子宫内膜活检或内分泌检查。

（三）治疗

治疗目的在于减少过多的月经量，改善生活质量，临床上可用纤溶酶原激活物抑制剂、非甾体抗炎药及 LNG-IUS。

1. 纤溶酶原激活物抑制剂。

（1）氨甲环酸（妥塞敏）能使宫内节育器引起的经量过多或经量增多者的出血量平均减少 46.7%，每次 1.0g，每天 2 或 3 次。在月经期使用 3~5 天，出血得到控制后可进一步接受 3~6 个月的控制周期治疗，以减少复发。氨甲环酸止血效果优于甲灭酸、酚磺乙胺及炔诺酮。

（2）甲芬那酸可使经量平均减少 29%。用量：1.5g/d，可分 3 次服用。

2. 非甾体抗炎药：布洛芬每次 400mg，每天 4 次，从月经第 1 天开始服用，能减少经量 32%。

3. LNG－IUS 能有效减少经量，在月经周期 7 天内放入，经量减少率为 94%，但可引起月经过少或闭经，对妇女健康及生殖系统无损害。

五、经间出血

（一）定义

经间出血指有规律的、可以预料的、在两次月经之间发生的异常子宫出血。在月经干净后数天阴道又有少量出血，持续 1~3 天，并能自然停止，出血原因是排卵前在雌激素高峰后不能维持子宫内膜而产生少量出血，排卵后黄体形成，分泌足量的雌激素、孕激素，使子宫内膜修复而出血停止，出血并不影响健康，通常称为围排卵期出血。在正常月经结束后淋漓不尽少量出血，为卵泡期出血（经后淋漓）。出现数日淋漓出血后开始正常月经，为黄体期出血（经前淋漓）。

（二）临床表现与诊断

根据病史可以测量 BBT 并记录出血时间，注意与 BBT 的关联。在体温升高前 2~3 天出血，为围排卵期出血；双相 BBT 下降后开始出现正常月经，约一周后转为淋漓少量出血，为卵泡期出血；双相 BBT 未结束时开始少量出血，降温后正式月经来潮，为黄体期出血。出血不伴腹痛及其他症状，应注意排除器质性病变。

（三）治疗

多数妇女无需药物治疗能够自愈。生活规律、心理调节等可能有益。必要时可行性激素治疗，无生育要求者可使用复方短效口服避孕药，有生育要求者可进行促排卵、促黄体生成素治疗。围排卵期出血在卵泡期加用小量雌激素：结合雌激素 0.3mg/d，戊酸雌二醇 0.5~1mg/d，炔雌醇 5μg/d，通常 3~5 天可使症状好转。

第二节 多囊卵巢综合征

一、概述

多囊卵巢综合征（Polycystic Ovary Syndrome，PCOS）是妇女常见的内分泌疾病之一，可导致生殖内分泌和全身代谢紊乱，严重影响患者的生命质量。该病以长期无排卵和高雄激素为基础特征，具有高度异质性。临床表现为月经紊乱、不孕、闭经、高雄激素血症（体征及血生化改变）及卵巢呈多囊状，以及胰岛素抵抗、肥胖等代谢综合征。PCOS 临床诊断标准和治疗存在很大差异，至今病因尚不清楚，存在许多争议。1990 年，美国国际卫生院（NIH）召开了第一次 PCOS 会议，1999 年提出 PCOS 初步诊断标准为持续无排卵，临床上表现为高雄激素血症或生化高雄激素血症，但未将 B 超发现卵巢多囊纳入诊断标准。2003 年，欧洲生殖和胚胎学会（ESHRE）在鹿特丹会议提出了 PCOS 诊治标准。2006 年，美国高雄激素协会（AES）提出经典型 PCOS（无排卵+高雄）、月经规律型 PCOS（高雄+PCO），去除了无高雄型 PCOS（无排卵+PCO）。

我国根据 2007 年到 2011 年的流行病学调查结果，结合我国情况及参考国际 PCOS 诊断指南，提出育龄期及围绝经期 PCOS 的中国诊断治疗规范行业标准。2016 年，全国妇产科内分泌专家对青春期 PCOS 提出了诊治共识。根据全世界各国专家对 PCOS 基础研究和临床诊疗经验的总结，2018 年，中华医学会妇产科分会内分泌学组及指南专家组更新了对 PCOS 的诊治标准。我国专家在参考国外相关指南后，结合我国患者情况、临床研究及诊治经验，提出了适用于青春期、育龄期和围绝经期 PCOS 的管理方法，在 PCOS 的诊断依据、诊断标准和治疗原则等方面给出了最新的指导意见。

2019 年 4 月，《中华生殖与避孕杂志》发表了《多囊卵巢综合征评估和管理的国际循证指南的建议》（以下简称《国际指南》）。《国际指南》汇集了全球对多囊卵巢综合征存在的问题，以循证医学为证据基础，总结了 166 项推荐意见，旨在优化 PCOS 诊治方案，采用共同诊疗流程，提高医疗人员对本症的诊疗能力，减少全球范围内 PCOS 的医疗差异，提升医疗服务，更好地改善 PCOS 患者的预后和生活质量。《国际指南》是由全球 71 个国家、37 个协会及大量专业人员、PCOS 患者代表以及国际其他多学科专家共同参与、经历 15 个月完成的。《国际指南》在排除相关疾病后认可成人鹿特丹多囊卵巢综合征诊断标准，指出当出现稀发排卵或无排卵和雄激素过多症时，超声检查不是诊断所必需的。青春期 PCOS 诊断应基于稀发排卵和高雄激素血症，超声检查不再作为诊断的必备条件。《国际指南》还提出对生殖、代谢和心理特征进行评估管理及对抑郁焦虑进行评估管理的意义，对 PCOS 治疗药物的选择及应用做出了详细的循证医学统一综合建议。

二、病因及发病率

PCOS 的病因至今尚不明确，普遍认为与遗传和环境因素有密切的关系，而且涉及神经内分泌及免疫系统的相关调控。PCOS 有家族聚集性，一级亲属患 PCOS 的风险明显高于普通人群。引起 PCOS 的相关基因可能较多，涉及胰岛素相关基因、高雄激素相关基因和慢性炎症因子相关基因等，但这些均未被证实是引起 PCOS 的确切基因，因此提示 PCOS 可能是一种多基因病。有研究认为环境因素参与了 PCOS 的发生与发展，宫内高雄激素环境、内分泌干扰物（双酚 A、多氧联苯）、抗癫痫药物、营养过剩或不良生活方式均有增加 PCOS 易感性的风险。

PCOS 患病率因人种、地域和诊断标准不同而存在差异。国外报道根据 2003 年鹿特丹诊断标准，18~45 岁的 PCOS 发病率为 6.6%~8%。我国 2013 年报道以鹿特丹诊断标准对 15924 例年龄在 19~45 岁的妇女进行调查，共确诊 PCOS 患者 894 例，总结出当时我国妇女 PCOS 的患病率为 5.6%。我国患者中以高雄激素血症最为突出，约占 85%，卵巢多囊状占 81%，代谢综合征占 26.8%，胰岛素抵抗占 14.3%。

三、临床表现及诊断

（一）月经失调

临床上主要表现为月经稀发（周期为 35 天至 6 个月）、闭经、月经量少及不规则阴道出血。

（二）不孕及流产

无排卵性不孕占 30%~60%。高雄激素、肥胖、高胰岛素血症及胰岛素抵抗等是引起无排卵和流产的重要因素。

（三）高雄激素血症

1. 临床表现为痤疮、多毛及脱发。睾酮通过 5α－还原酶转化产生双氢睾酮（DHT），DHT 刺激皮脂腺分泌过多，皮脂腺中的游离脂肪酸促进痤疮丙酸杆菌生长。痤疮发生于面部、额部、胸部、背部，常伴油脂分泌过多。多毛主要以性毛增多较明显，乳晕周、下腹部中线、大腿内侧有较粗长毛。

2. 实验室测定：血清总睾酮（T）升高，通常不超过正常上限 2 倍（≤1.5ng/mL），游离睾酮（FT）是具有活性的雄激素，由于血内波动检测困难，临床常用游离雄激素指数（FAI）来反映其活性，其计算公式如下。

$$FAI = \frac{T（总睾酮，ng/mL）}{血\,SHBG（性激素结合蛋白，nmol/L）} \times 100\%$$

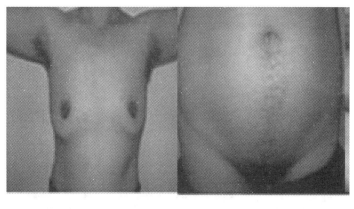

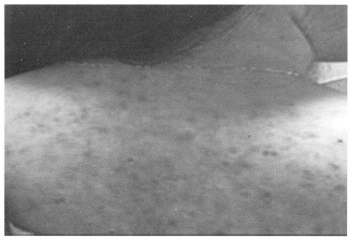

图 2-2 多毛、肥胖及皮肤痤疮

（四）超声卵巢多囊样改变（Polycystic Ovary Morphology，PCOM）

超声卵巢多囊样改变经阴道探测较为准确。无性生活者由肛门探测准确性高于经腹部。正常卵泡数为 5～10 个，一个切面卵泡数（直径 0.2～0.9cm）≥12 个考虑为 PCOM。临床发现 20%～30%的正常妇女可探及卵泡增多，其他内分泌疾病（如高泌乳素血症、甲状腺疾病）患者表现 PCOM，但无高雄现象。《国际指南》提出：由于 PCOM 在初潮后 8 年内的女性中十分普遍，所以超声检查并不适合此年龄阶段，建议重新定义不同年龄的 PCOM 临界值。使用频率带宽为 8MHz 的阴道超声检查 PCOM 标准为：单侧卵巢卵泡数≥20 个和单侧卵巢体积≥10mL，且无黄体囊肿或优势卵泡存在；对于已有月经紊乱和高雄激素血症的患者，超声检查不是诊断 PCOS 所必需的，但有助于 PCOS 表型和窦卵泡数（AFC）及卵巢体积的鉴定；同时要求 B 超报告最低限度应包括末次月经时间、超声换能器的频带宽度、超声评估方式（经阴道/经腹部）、单侧卵巢中直径 0.2～0.9cm 的卵泡数量、单侧卵巢的三维径线及体积，若有子宫内膜厚度和外观更佳。对子宫内膜的评估有助于子宫内膜异常的筛查。PCOM 超声检查见图 2-3。

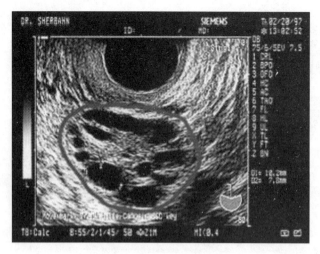

图 2-3　PCOM 超声检查

（五）相关的代谢性疾病

常见的代谢性疾病包括肥胖、妊娠糖尿病、糖耐量异常和 2 型糖尿病、阻塞性睡眠呼吸暂停（OSA）、子宫内膜癌、心血管疾病（CVD）等。

1. 肥胖。

肥胖是 PCOS 的临床重要特征之一，其发生率与种族、国家经济水平、饮食习惯有关。据报道，我国 PCOS 患者肥胖发生率约为 50%，以腹型肥胖为多。

$$体质指数（BMI）的计算：BMI = \frac{体重（kg）}{身高（m^2）}$$

BMI≥23 为超重，BMI 在 25～30 为肥胖。中心性肥胖：臀围（cm）与腰围（cm）比值>8.5 或腰围>80cm。体态会对 PCOS 患者心理健康产生负面影响。

2. 糖耐量异常和 2 型糖尿病、妊娠糖尿病。

30%～40% 的 PCOS 患者存在糖耐量异常。早期胰腺的 β 细胞功能代偿性增加，在餐后出现胰岛素增高，使血糖维持在正常范围，靶器官对胰岛素作用敏感性下降，若胰岛素分泌过量，靶器官对胰岛素敏感性降低，则会发生胰岛素抵抗（Insulin Resistance, IR）。血糖转化为肝糖原，肌糖原的转化率也明显下降，发生胰岛素抵抗可加重 β 细胞功能损伤，出现糖耐量异常。当 β 细胞无法代偿时则发生 2 型糖尿病。《国际指南》提出无论年龄大小，PCOS 患者糖耐量异常及 2 型糖尿病、妊娠糖尿病的风险都显著增加（亚洲人 5 倍、美洲人 4 倍、欧洲人 3 倍）。这些风险独立于肥胖之外，但会随之加剧，是医疗人员及患者应当注意的。所有 PCOS 女性均应测定基础血糖水平，此后每隔 1～3 年评估 1 次，评估频率取决于是否存在其他糖尿病风险因素。对于 PCOS 高风险者（BMI≥25 或亚洲人 BMI≥23，空腹血糖受损，糖耐量降低，有妊娠糖尿病史、2 型糖尿病家族史、高血压），应做口服葡萄糖耐量试验（OGTT），通过空腹血糖测定或糖化血红蛋白（HbA1C）测定来评估血糖状况。由于 PCOS 患者糖尿病及相关妊娠并发症风险高，在计划妊娠或助孕治疗时需进行 OGTT，如孕前未进行 OGTT，则在孕 20 周时应进行 OGTT。要求所有 PCOS 患者至少在孕 24～28 周接受 OGTT。

3. 心血管疾病（CVD）的风险。

PCOS 患者常有脂代谢异常、高胰岛素血症、胰岛素抵抗、游离脂肪酸和肝脂酶活性降低，从而使肝脏对甘油三酯（TG）和低密度脂蛋白（LDL）的清除率降低，动脉血管弹性降低。心肌梗死率虽然未增加，但仍存在严重的风险。《国际指南》强调 PCOS 患者应定期监测体质指数，强调 BMI 的分类及腰围计算法的使用，遵循 WHO 指南并考虑种族差异及青少年的差异，建议无论年龄大小均应检查空腹血脂、血压，筛查心血管疾病风险因素（包括肥胖、吸烟、血脂异常、高血压、糖耐量受损、缺乏运动等），并根据整体心血管疾病风险增加筛查频率。在决定风险评估的频率时，需要考虑到不同种族心血管疾病风险的差异性。

4. 子宫内膜癌。

由于 PCOS 患者长期无排卵，缺乏孕激素，导致子宫内膜异常增生风险增加，这也是子宫内膜癌高发的因素，超声检查及子宫内膜活检对诊断有重要意义。《国际指南》指出，虽然子宫内膜癌发生的绝对风险较低，但 PCOS 患者的患病风险却增加 2～6 倍。

5. 阻塞性睡眠呼吸暂停（OSA）。

如果 PCOS 患者具有 OSA（如打鼾、睡醒后没精神、白天嗜睡、潜在疲劳所致的情绪障碍），则应到专科进行筛查评估，进行相应的治疗。

四、诊断标准

（一）育龄期、围绝经期 PCOS 的诊断

1. 疑似 PCOS：月经稀发、闭经或不规则子宫出血是诊断的必需条件，此外还需符合下列两项中的一项。①高雄激素的临床表现或高雄激素血症；②超声下表现为 PCOM。

2. 确诊 PCOS：具备上述疑似 PCOS 诊断条件后还必须逐一排除其他可能引起高雄激素和排卵异常的疾病，方能确定为 PCOS。

（二）排除其他类似的疾病是确诊 PCOS 的条件之一

1. 高雄激素血症或高雄激素症状的鉴别诊断。

（1）库欣综合征：由多种病因引起，以皮质醇增多为主要临床特征，约 80% 的患者可出现月经紊乱、多毛。可根据测 24 小时血皮质醇昼夜波动水平、24 小时尿游离皮质醇以及小剂量地塞米松抑制试验确诊库欣综合征。

（2）非经典型先天性肾上腺皮质增生（Non-Classic Congenital Adrenal Hyperplasia，NCCAH）：该病约占高雄激素血症妇女的 1%～10%，临床上采用 ACTH 刺激试验。刺激后 60 分钟 $17\alpha-$ 羟孕酮浓度高于 10ng/mL 可以诊断为 NCCAH，转内分泌科协助诊治。

（3）卵巢或肾上腺分泌雄激素肿瘤：患者快速出现雄激素水平升高的男性化表现。血清睾酮（T）或去氢表雄酮（DHEA）水平显著升高，血睾酮达 150～200ng/dl 或高于实验室上限 2～2.5 倍。该病通过超声检查或 MRI 能辅助诊断。

（4）药物性高雄激素血症：须有服药史。特发性多毛有阳性家族史。并且血睾酮水平与卵巢超声检查均正常。

2. 排卵障碍的鉴别诊断。

（1）功能性下丘脑性闭经：通常血清 FSH、LH 水平低于正常，雌二醇相当于或低于早卵泡期水平。闭经时常有快速体重下降或精神心理障碍等诱因。

（2）甲状腺疾病：根据甲状腺功能测定和甲状腺抗体测定可诊断。建议疑似 PCOS 的患者常规检测血清促甲状腺素（TSH）、FT3、FT4 及甲状腺抗体。

（3）高催乳素血症（HPRL）：血清 PRL 水平明显升高，而 FSH、LH 水平偏低，雌激素水平下降或缺乏表现。垂体 MRI 检查可显示有占位病变。

（4）早发性卵巢功能不全（POI）：表现为 40 岁之前出现月经异常（闭经或月经稀发），促性腺激素水平升高（FSH>25U/L）。

五、治疗

PCOS 是能够影响妇女一生健康的疾病，应根据妇女一生各阶段的发病特点进行治疗。根据年龄和治疗目的不同，选择不同的个体化治疗方案。对于有生育要求的妇女主要是调月经、抗雄激素、促排卵。而青春期 PCOS 患者及暂不要求生育或已生育的妇女则主要调月经、改善高雄激素症状。对 PCOS 患者应做好监测和随访，预防代谢综合征等并发症的发生。

（一）生活方式的调整

减重能改善全身内分泌代谢，改善抑郁和焦虑症状，提高生活质量，是 PCOS 的一线治疗措施。减重包括饮食调整和运动两个方面。根据每个人的体质指数（BMI），以及身高、年龄、体重、职业、活动强度，粗略按"标准体重（kg）＝身高－105"计算。如超过标准体重，大于标准体重 10%～20% 为超重，大于标准体重 20% 为肥胖，小于标准体重 10%～20% 为低体重，小于标准体重 20% 为消瘦。

1. 运动可以增加肌肉对葡萄糖的摄取和利用，增加肌肉血流量，促进肌糖原分解，促进肝糖原分解。运动可消耗体内过多的能量，使胰岛素水平下降，提高胰岛素受体的敏感性，改善胰岛素抵抗，促进脂肪分解，使体脂下降，减少腹部及内脏脂肪堆积，避免代谢综合征的发生。运动量和时间取决于个体的基础情况，如体力、运动习惯和偏好、运动时间、地点和设备条件等。运动量最好达到有氧运动的标准，使心率达到个人最高心率的 60%～85%，最好每天或隔天运动 30～45 分钟。

建议 18～64 岁的成年人每周轻度运动 75 分钟，中等强度运动 150 分钟，最好分为两个非连续日进行。青少年每天至少进行 30～60 分钟中等强度以上运动（主要是肌肉强化和肌群运动）或体能活动（如步行、骑自行车）。理想的活动状态是每天 10000 步（包括日常生活活动和 30 分钟计划性体能训练），按个体和习惯进行。如有条件可参照 SMART 标准，以 10 分钟为单位，每周逐渐增加 5% 的体能活动，直至达到上述锻炼目标。

2. 饮食平衡：总的原则是低脂、低糖、适当的蛋白质和碳水化合物。每天摄入的碳水化合物占 50%～55%，蛋白质占 18%～33%，脂肪占 8%～14%，多种维生素必不可少。总热量可根据体重计算，肥胖者热量控制在 1200～1400kcal，全日按 1：2：2 分配到三餐，不能饥饿减肥。食物以非水溶性纤维素为主，如粗粮（玉米、高粱、荞麦等）、蔬菜和含糖量少的水果。粗粮纤维多不易消化，能延长胃排空的时间，延缓糖、脂肪在肠内的吸收，不仅使患者有饱腹感，而且能降低餐后血糖和血脂。

有研究显示，体重减少 7%，体内睾酮会有所下降；体重减少 10.2kg，约 90% 的患者可恢复排卵；体重减少 11.5%，胰岛素敏感性可得到改善。运动和饮食控制要循序渐进，持之以恒，避免反弹。

（二）药物治疗

1. 调整月经。

（1）孕激素后半期疗法：微粉化黄体酮胶囊 100～200mg/d，或地屈孕酮 10mg 每天 2 次，或甲羟孕酮 6～8mg/d，每月 10～14 天。从月经第 15 天开始服用，停药后撤退性出血，保护子宫内膜，避免子宫内膜增生性疾病和子宫内膜癌，对 LH 过多分泌有一定的抑制作用。

（2）口服避孕药调经治疗：复方短效口服避孕药有降低雄激素水平的效果。复方短效口服避孕药含炔雌醇及不同种类的孕激素，由于不同孕激素的生物活性有差异，临床抗雄激素的效果不同。

第三代复方短效口服避孕药含雌激素及不同种类的孕激素，有降低雄激素水平和调经的效果。常用的药物有去氧孕烯炔雌醇片（妈富隆）、炔雌醇环丙孕酮片（达英-35）及屈螺酮炔雌醇片（优思明、优思悦）。炔雌醇能使肝脏分泌性激素结合蛋白（SHBG）增多，降低体内游离睾酮水平。而孕激素中去氧孕烯、环丙孕酮及屈螺酮有抑制 P450c17/17,20 裂解酶活性，减少雄激素合成，在靶器官竞争雄激素受体，阻断外周雄激素的作用，还能降低 $5\alpha-$还原酶活性，减少双氢睾酮产生。

通常 PCOS 患者服药 3 个月后血清雄激素受到抑制，可达到正常水平，但要缓解多毛及痤疮症状则需要更长的时间（6～9 个月）。口服避孕药时一定要注意药物禁忌证，长期监测用药，此外，由于已有代谢综合征及肥胖的患者长期用避孕药会加重糖耐量损害的程度，所以口服避孕药可以与二甲双胍同时使用。应注意监护治疗高胰岛素血症、胰岛素抵抗或肥胖的 PCOS 患者。

2. 高胰岛素血症与胰岛素抵抗的治疗。

对生育有要求的妇女建议首选二甲双胍。二甲双胍是胰岛素增敏剂，有多重作用：能激活葡萄糖转运蛋白，增加机体全身多种组织对葡萄糖的利用，降低 LH 水平，减少雄激素合成，抑制肝脏糖原异生，降低 β 细胞的胰岛素分泌，减少炎症因子生成，减轻胰岛素抵抗。

用法：二甲双胍 850～1500mg/d，分 1～3 次口服。饭间服用能减少肠胃反应。最大量不超过 2000mg/d。二甲双胍能明显增加 PCOS 患者的排卵率及妊娠率，与抗雄激素的药物如达英-35 或优思明合用效果更好。也可与促排卵药同时使用。二甲双胍对胚胎无致畸作用，被美国 FDA 推荐为 B 类药，不易引起低血糖，仅有较轻的胃肠反应，且胃肠反应能在二周后逐渐消失。

3. 促进生育。

PCOS 不孕者在减重、生活调理等基础治疗后若仍未排卵，可采用促生育的三线治疗方案（图 2-4）。

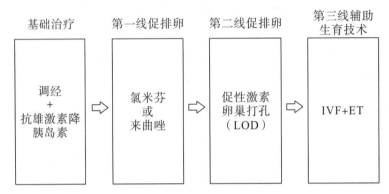

图 2-4 PCOS 不孕者的三线治疗方案

（1）第一线促排卵：常用药有氯米芬和来曲唑。

氯米芬（又称克罗米芬，Clomiphene Citrate，CC）是常用的口服促排卵药物，临床应用已近 60 年。用法：50mg/d，月经第 3~5 天开始每天口服一次，共 5 天。用 B 超、BBT 等监测卵泡及排卵，排卵多出现在停药后 1 周（5~7 天），20 天无排卵则视为失败。连续 2 个周期无效者可在第三个周期加量至 100mg/d，共 5 天，最大用量为 150mg/d。在服药时雌激素不足者应加服雌激素，以提高妊娠率，可口服或经皮给药。CC 促排卵不宜超过 6 个周期，若仍未排卵则认为是 CC 抵抗。该治疗方法偶有多胎妊娠，但卵巢过度刺激综合征（OHSS）发生率很低，使用简便又安全（详见第四章）。

来曲唑（Letrozole，LE，）为第三代芳香化酶抑制剂。用法：2.5~5mg/d，月经第 3~5 天开始，共服药 5 天。妊娠率与使用氯米芬相近，但多胎妊娠风险低于氯米芬（详见第四章）。

（2）第二线促排卵：包括促性腺激素治疗和腹腔镜下卵巢打孔术（LOD）两种方法。

促性腺激素治疗：无排卵的 PCOS 患者经口服药物治疗失败后，可用促性腺激素作为二线药物，使用时必须有超声监测，同时做血清雌激素测定。应向患者充分交代促性腺激素治疗的成本和潜在多胎妊娠及卵巢过度刺激综合征风险（详见第四章）。

腹腔镜下卵巢打孔术（LOD）：对氯米芬有抵抗的单纯无排卵性不孕的 PCOS 患者，LOD 为二线治疗方案。如果患者同时存在其他腹腔镜手术指征（如盆腔粘连、输卵管粘连和梗阻），可考虑将 LOD 作为一线治疗方案。通常每侧打孔 4 或 5 个，不宜过多。

（3）第三线辅助生育技术：在上述一线、二线治疗方案失败后，可根据个体情况酌情选用体外受精胚胎移植（IVF-ET）。

六、青春期 PCOS

在青春期发育过程中，由于 H－P－O 轴在发育成熟过渡阶段可能导致月经不规律、闭经、月经稀发、不规则出血等，还可能出现一过性高雄激素而出现多毛、痤疮等表现。胰岛素是青春期生长发育必需的激素之一，青春期开始胰岛素与 C 肽增加，这与青春期身高快速增长相关，胰岛素水平可高达青春期前的 3 倍，属于代偿性高胰岛素血症。在青春期发育到 Tanner Ⅲ－Ⅳ 期时，胰岛素的敏感性恢复正常，这种现象称为青春期胰岛素抵抗。这些生理发育过程中出现的变化与 PCOS 的症状和体征相似而容易混淆。青春期 PCOS 的诊断和治疗均存在争论。2016 年全国卫生产业企业管理协会妇幼健康产业分会生殖内分泌学组专家结合我国具体情况，并参照国外相关指南，编写了《青春期 PCOS 诊治指南》，这对青春期女孩 PCOS 的筛查非常重要。

（一）青春期 PCOS 的临床特征及诊断

1. 月经改变：初潮后 2 年仍有月经稀发、月经不规律和继发闭经，应警惕 PCOS 的发生，对伴有高雄激素，并且临床表现有多毛、痤疮者更应注意。

2. 高雄激素症状及生化检测：在青春期痤疮非常普遍，并且可能只是一过性现象，不推荐把痤疮和脂溢性皮炎作为高雄激素的诊断标准，对高雄激素的诊断主要根据多毛和高血雄激素的测定。

3. 超声下卵巢的形态特征：经阴道（有性生活史者）或经直肠超声检查卵巢对于青春期 PCOS 具有参考的诊断价值。正常青春期的多卵泡卵巢与 PCOS 的区别在于：前者卵泡数量为 6～10 个，直径 4～10mm，卵巢基质回声正常，总体积较小。青春期 PCOS 患者超声下可见卵巢有多个卵泡，间质回声增强及体积增大（$>10cm^3$）。

4. 诊断标准：必须同时满足 2003 年鹿特丹诊断标准中的 3 个指标，同时应排除其他导致雄激素水平升高的病因及其他引起排卵障碍的疾病。

（二）青春期可疑 PCOS 的高危因素筛查

1. 筛查对象：青春期少女初潮 2 年后月经仍不规律者；有家族疾病史者，如男性秃顶、糖尿病、高血压、肥胖；青春期前肥胖者；超重和肥胖者，尤其是腹型肥胖（腰围 > 臀围）；胎儿期生长受限及出生后快速生长或过高出生体重；肾上腺皮质功能早现或阴毛提早出现者；月经初潮提早者；持续无排卵者；高雄激素血症者；有代谢综合征（MS）者等。

2. 筛查内容：①是否有血睾酮水平升高及雄激素过多的临床表现（中重度多毛）；持续存在的痤疮；②是否有排卵障碍（初潮后 2 年以上月经周期持续短于 21 天或超过 45 天；15 岁或乳房发育后 2～3 年仍无月经来潮）。

（三）青春期 PCOS 的治疗

治疗目的：改善月经失调；对高雄激素临床表现明显者采取相应措施，改善患者情绪和减轻心理压力；纠正内分泌紊乱。

1. 首要的是改变生活方式。据报道，青春期 PCOS 患者有 1/3 存在不良饮食习惯（高糖、高脂饮食等），应调节饮食、控制体重、增强运动。

2. 调理月经：用单纯孕激素制剂后半周期疗法比较适宜。每 1~3 个月定期使用孕激素 10~12 天撤退性出血，可以保护子宫内膜，调理月经。该方法可反复运用。痤疮和多毛可酌情口服短效避孕药，应使患者知情同意，掌握好适应证及禁忌证，短期用药不超过 3~6 个月。

3. 纠正糖代谢紊乱和胰岛素抵抗：近年来二甲双胍被广泛用于治疗青春期 PCOS，取得了良好的效果，该药还能改善月经周期，恢复排卵。

第三节　高催乳素血症与垂体瘤

催乳素（Prolactin，PRL）又称泌乳素，是由垂体前叶催乳素细胞合成和分泌的一种多肽垂体分泌激素，受下丘脑分泌的抑制因子（PIF）（多巴胺、γ-氨基丁酸）和下丘脑释放因子（PRF）（促甲状腺素释放激素、5-羟色胺及小肠血管活性多肽）共同调节，其中以多巴胺途径调节为主。多巴胺直接作用于垂体催乳素细胞表面的多巴胺 D_2 受体，发挥其抑制 PRL 分泌的作用。PRL 增多时使用多巴胺受体激动剂能够使 PRL 分泌减少。

一、催乳素的生理性变化及功能

1. 青春期 PRL 开始逐渐上升到成人水平，生育期妇女的 PRL 在月经周期中变化不明显，卵泡期略低，排卵期略高。催乳素在人体中的分泌有昼夜波动节律，早上睡醒前达峰值，醒后迅速下降，在上午 10 点到下午 2 点达到低谷值（建议上午 10 点至 11 点抽取血清标本检测），入睡后又逐渐上升。

2. 妊娠期 PRL 分泌增多，到妊娠晚期 PRL 水平可达到非妊娠期的 10 倍以上。产后哺乳者仍维持高值，不哺乳者在产后 4~6 周降至正常水平。

3. PRL 有应激变化。高蛋白饮食、运动、刺激乳头、性交、情绪紧张、寒冷等情况下 PRL 含量都能升高至正常时的数倍，但维持时间较短（大约 1 小时），且能自然恢复正常。若测定值高于正常，宜次日重查一次。

4. PRL 的生理功能是复杂而广泛的，可以促进男性睾酮的合成，对生精功能也有重要作用，对于女性则主要是促进乳腺生长、发育以及泌乳，同时还与性腺和生殖密切相关。PRL 对自身免疫调节、控制水和电解质平衡、调节渗透压、在妊娠时调节羊水成分和容量也有重要作用。

二、催乳素的正常值

育龄妇女的 PRL 正常值为 5~29ng/mL，若血清 PRL≥30ng/mL，则为 PRL 水平过高。

三、高催乳素血症

高催乳素血症（Hyperprolactinemia，HPRL）是指垂体细胞分泌 PRL 过多，测定血清 PRL 值高于 30ng/mL。男性若出现 HPRL，可导致性功能低下、生精减少、阳痿和不育；女性患 HPRL 能导致 GnRH 分泌减少，FSH、LH 的脉冲分泌受到抑制，直接影响卵泡发育、排卵及雌激素和黄体酮的生成，临床上表现为月经紊乱、溢乳、闭经、不孕或流产。

（一）高催乳素血症发病率

2009 年《高催乳素血症诊疗共识》指出：在不同人群中检测的 HPRL 发生率有差异。未经选择的普通人群 HPRL 的发生率为 0.4％，单纯性闭经者约占 15％，闭经伴溢乳者中 HPRL 高达 70％，无排卵妇女 15％合并 HPRL，无排卵伴有溢乳者 43％存在 HPRL，无排卵的 PCOS 患者中 3％~10％伴有 HPRL。

（二）高催乳素血症的分类

1. 生理性 HPRL：人体生理状态不同，每天或每时 PRL 水平均会有变化。运动、睡眠、进食、妊娠、哺乳等应激状态均可能导致 PRL 水平短暂升高。
2. 药物性 HPRL：兴奋下丘脑催乳素释放因子（PRF）或拮抗下丘脑释放抑制因子（PIF）的药物都可能引起 HPRL（表 2-3）。

表 2-3　影响血 PRL 水平的常用药物

种类	药物名称
多巴胺受体拮抗剂	吩噻嗪类、丁酰苯类（氟哌啶醇）
	多潘立酮、舒必利等
	甲氧氯普胺（胃复安）
多巴胺耗竭剂	甲基多巴、利血平等
多巴胺转化抑制剂	阿片肽、吗啡、可卡因等麻醉药
多巴胺重吸收阻断剂	诺米芬辛
苯二氮䓬类衍生物	苯妥英钠、地西泮等
组胺和组胺 H2 受体拮抗剂	西咪替丁（甲氰咪呱）等
激素	雌激素、口服避孕药、抗雄激素类
单胺氧化酶抑制剂	苯乙肼等
其他	异烟肼等

资料来自《中华妇产科杂志》2016 年 3 月第 51 卷第 3 期。

3. 病理性 HPRL。
（1）垂体催乳素瘤最常引起 HPRL。垂体腺瘤占颅内肿瘤的 10％~15％，而催乳素瘤占全部垂体瘤的45%。这种腺瘤多为良性，临床上根据肿瘤直径将其分为微腺瘤（直径<10mm）和大腺瘤（直径≥10mm）。催乳素瘤患者血清PRL测定值通常≥100ng/mL。

（2）其他腺瘤如生长激素腺瘤、颅咽管瘤、神经胶质细胞瘤等，PRL水平增高。患者常有肢端肥大症、空蝶鞍综合征。肿瘤通过压迫垂体柄，使下丘脑PIF传导通路受阻，导致PRL水平升高。

（3）颅底脑膜炎、结核、梅毒等也能引起PRL水平升高。其他引起HPRL的疾病还包括原发性甲状腺功能减退症、桥本甲状腺炎以及胸壁外伤、带状疱疹、慢性肾衰竭、肝硬化、肝性脑病等。人工流产、卵巢及子宫切除手术等也可能引起轻度的PRL水平升高。

4. 特发性HPRL：下丘脑、垂体功能紊乱，且无病因可循（排除妊娠、药物、肿瘤等因素），仅有PRL水平升高者，可诊断为特发性HPRL。患者可出现月经紊乱、闭经、不孕。长期随访还可能发现部分患者有垂体微腺瘤发生。

偶有患者PRL水平明显升高，但无临床症状，使用溴隐亭治疗无效，这种特发性HPRL应注意排除巨分子催乳素血症。巨分子催乳素的分子量大于100kDa，这种巨分子只有免疫活性，没有生物活性，与受体结合力差，无需药物治疗，但应追踪随访。

（三）临床表现

1. 月经稀发、闭经，或闭经伴溢乳。患者常有促性腺激素水平下降，表现为低促性腺激素（FSH及LH水平降低）及低性腺激素（E_2水平降低），PRL水平升高。

2. 溢乳：指非妊娠或产后停止哺乳超过6个月仍有乳汁分泌。轻者挤压乳房有透明或白色液体由乳头排出，重者可自然流出液体。

3. 垂体催乳素瘤：微腺瘤患者无症状，大腺瘤患者可出现头痛、头胀。如果肿瘤压迫视神经交叉，可以发生视野缺损，视力下降，甚至失明。

4. 不孕或流产：轻度高催乳素血症患者仍有排卵，但往往表现为卵泡期延长，黄体期较短，孕酮水平低下，引起黄体功能不全，发生不孕或流产。

（四）诊断

1. 详细询问病史：询问月经史、分娩史、手术史和既往疾病、治疗方式、服药种类及时间。

2. 体格检查：包括盆腔检查、乳房检查及必要的全身检查。针对HPRL相关病因选择实验室检验及影像学检查。

3. 实验室检查：检测血清促性腺激素（FSH、LH）、卵巢激素（E_2、P、T）。重点检测PRL，这对诊断具有重要价值（避免应激状态下抽血）。闭经者应进行妊娠试验，还需检查肝肾功能。

4. 影像学检查：PRL异常增高可酌情行影像学检查，排除颅内占位病变。MRI对软组织定性、定位，特别是对垂体微小肿瘤的诊断优于CT，且无放射损害。MRI安全、可靠，可多次使用。鞍区增强MRI对病灶检出效果更好。妊娠期疑有肿瘤增大（出现头痛、视力障碍），可行MRI检查，其对胎儿无影响（图2-5）。

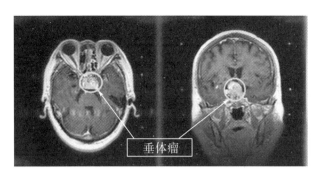

图 2-5　垂体瘤

（五）治疗

治疗目的是降低催乳素水平、恢复月经和排卵功能、促进生育、改善临床症状（头痛、视力障碍、溢乳等）。根据患者的年龄、症状及生育要求，以及肿瘤大小、部位、发展快慢等因素拟定个体化治疗方案。

1. 治疗步骤。

首先确定是否需要治疗。催乳素水平轻度升高（不超过正常值 2 倍），无临床症状及体征，排除器质性病变者可暂不用药，但必须随诊观察，最好每 6 个月查一次 PRL。HPRL 伴有闭经、溢乳、不育、月经紊乱、头痛、骨质疏松等症状，垂体微腺瘤或大腺瘤的患者应进行治疗。首选药物治疗，必要时进行手术治疗及放射治疗。

2. 药物治疗。

（1）适应证和禁忌证。

适应证：HPRL 伴月经失调、闭经、溢乳，要求生育；垂体微腺瘤或大腺瘤，伴或不伴临床症状；垂体大腺瘤，有颅内压迫症状；手术或放射治疗后肿瘤残留或复发；有全身疾病不能耐受手术及放射治疗。

禁忌证：药物过敏（严重恶心、呕吐、头痛、眩晕等）、缺血性心脏病、未控制的高血压、周围血管病、哺乳期。

（2）药物种类及用法。

1）溴隐亭（Promocryptine，国产名佰莫亭）是多巴胺受体促效剂，能兴奋垂体泌乳素细胞上的多巴胺 D_2 受体，抑制细胞内 PRL 颗粒的数目及分泌量，使催乳素水平降低，是首选药物。

用量和用法：治疗量为 5.0~7.5mg/d（最大剂量为 10mg/d），为减轻不良反应，应从小剂量开始逐渐增加至治疗量。首次餐中或睡前服 1.25mg，每天一次，适应后每 3~7 天增加一次，逐渐加至治疗量。数周后若血清 PRL 值降至正常，逐渐调整剂量至维持量（1.25~2.5mg/d）。如为大腺瘤，则应在瘤体明显缩小后减量。

疗效：HPRL 患者服药后，82%~90% 的 PRL 能在数周后降至正常，70% 出现排卵。垂体腺瘤患者坚持服药肿瘤能明显缩小，但必须不间断服药。有报道称，患者服药 2 年，肿瘤能缩小 50% 以上，大腺瘤也能缩小。妊娠期肿瘤增大也首选服药。应注意催乳素瘤是可逆的，只有小部分肿瘤在服药后发生纤维化，多数停药后又恢复生长。溴隐亭不损害垂体功能，若停药后 PRL 水平再升高，重新服药仍然有效。

不良反应：部分患者服药初期有恶心、呕吐、头晕、头痛、视力模糊，短期内不良反应能自然消失。小剂量开始服药法可减少不良反应。约 10% 的患者用药后 PRL 水平不下降，称为药物抵抗，继续用药无效。也有患者不良反应不消失，不能耐受治疗量，这种情况可采取阴道给药或更换其他药物和治疗方式。

2）卡麦角林（Carbergoline，CAB）是长效多巴胺受体激动剂，半衰期达 65 小时，口服能使血清 PRL 受抑制达 3 周。用法：0.25～2.0mg，每周一次。该药价格昂贵，妊娠期禁用。

3）奎高利特（Quinagolide）也是多巴胺受体激动剂。用法：75～00mg/d，每天一次，也可以分为 2 或 3 次口服。本品对 PRL 抑制作用比溴隐亭强 35 倍，不良反应小，适用于对溴隐亭抵抗或不能耐受者，但是仍有部分患者疗效不佳。

4）维生素 B_6：维生素 B_6 在下丘脑左旋多巴转化为多巴胺的过程中起辅酶作用，能增加中枢对 PRL 的抑制作用，使 PRL 分泌减少，且无不良反应。但其单独使用无效，最好配合溴隐亭使用，每次 20mg，每天 3 次。

（3）监测及随诊。

使用多巴胺受体激动剂后，无论是 PRL 值已降至正常还是肿瘤已缩小，均应长期继续用药，若过早停药，疾病有可能逆转，导致肿瘤增大。对已生育或绝经者也应追踪观察。

高催乳素血症用药后 3 个月，PRL 值虽能降至正常，但应每 3 个月测一次 PRL，根据病情调整用药剂量。垂体微腺瘤或大腺瘤患者不仅要测 PRL 值，还需每年进行 MRI 检查，并持续使用维持量。溴隐亭的维持量因人而异。微腺瘤消失后 5 年可试行停药，每年应测 PRL 1 或 2 次。

笔者曾观察到 2 例绝经前 HPRL 患者，当时 CT 未检出病灶。1 例绝经 5 年后 PRL>200ng/mL，MRI 检出垂体瘤直径为 0.7cm。另一例绝经 3 年后 PRL>100ng/mL，MRI 检出垂体瘤直径为 0.5cm，两者均无临床症状。前例已经通过伽马刀治疗，目前健康存活，后例失访。

3. 手术治疗。

（1）手术适应证：药物治疗无效或治疗效果差者（可能是非催乳素瘤）；巨大肿瘤伴视力障碍，有颅内压增高症状，经药物治疗无效者；药物不良反应不能耐受或拒绝药物治疗者。

（2）手术方式及效果：以往采取开颅摘除肿瘤，近年来，经蝶窦途径手术的安全性增加，并发症减低。手术是否成功取决于肿瘤的大小、有无侵蚀性及术者的经验。60%～90% 的患者手术后 PRL 值恢复正常，大腺瘤术后缓解。但术后约 20% 的患者仍有复发的可能，因此术后 PRL 仍升高者需药物补充治疗。

（3）手术并发症：垂体前叶功能低下导致甲状腺、肾上腺皮质分泌减少，从而出现低血压、畏寒、嗜睡、食欲减退、消瘦等症状。垂体-卵巢轴功能低下导致闭经、无排卵、不育等，影响生殖功能。垂体后叶功能紊乱，导致持续性尿崩症。还可出现视神经损伤、垂体周围血管损伤、脑脊液鼻漏、鼻窦炎等相关并发症及深静脉血栓。手术死亡率为 0.5%，病残率为 2.2%。

4．放射治疗。

目前治疗垂体瘤可用立体定位放射手术，包括伽马刀、光子刀和质子刀，是垂体瘤补充治疗方式之一。特别对于有生育要求者，必须严格掌握适应证。

（1）适应证：大的侵蚀性肿瘤、术后残留或复发瘤、药物无效或不能耐受药物治疗、有手术禁忌证或拒绝手术和服药者。

（2）优缺点：以往采用传统的适形放射，照射范围大，照射后 2～10 年有 90％～100％的患者出现垂体功能低下，1％～2％出现视力障碍及垂体坏死，且有严重的生育影响，目前已停止使用。近年采用立体定位放射手术，对边界清晰的中小肿瘤有良好的控制率，但是血清 PRL 值恢复较慢，25％～29％的患者 2 年左右才能恢复正常，且巨大肿瘤需数次施行照射。

（3）并发症：垂体功能低下、视力障碍、不孕。对有生育要求的妇女不宜首选放射治疗。

四、高催乳素血症及垂体瘤与生育的关系

（一）高催乳素血症、垂体瘤与妊娠的关系

1．妊娠时垂体生理性增大，PRL 分泌增加，垂体肿瘤细胞也可能同时增生。PRL 值生理性升高，此时测血清 PRL 值不能完全反映肿瘤的生长状态，故不推荐进行 PRL 监测。必须严格随访，若有头痛、视力障碍，须配合 MRI 才能确诊。

2．据报道，未经治疗的垂体瘤，自然怀孕后约 5％的患者会出现头痛、视野缺损，而大腺瘤发生上述危险症状者高达 25％。建议垂体瘤患者在孕前先用药物治疗，待肿瘤缩小或消失后再妊娠较为安全，尤其是大腺瘤患者。

3．用溴隐亭治疗 HPRL 及垂体瘤，月经及排卵恢复后多数妇女能自然妊娠。溴隐亭属于妊娠 B 类药物，对胎儿比较安全。

4．对于妊娠期间是否继续用溴隐亭，专家也有不同的看法。通常认为妊娠后应避免药物对胎儿的影响，应当在确诊妊娠后立即停药。但也有专家主张在妊娠后，由于 PRL 值过高可引起黄体功能不全，导致发生流产或死胎，建议继续服溴隐亭直到 10 周以后停药。目前尚缺乏循证医学资料，有待追踪研究。

5．垂体大腺瘤服用溴隐亭后妊娠，虽然服溴隐亭对肿瘤有抑制效果，但不能完全避免肿瘤增大所带来的并发症。

6．患垂体腺瘤的孕妇出现视力进行性恶化、头痛增加、血清 PRL 值较妊娠前异常升高，经 MRI 证实肿瘤增大，发生压迫症状，应立即加用溴隐亭，可在一周内改善症状。对孕妇及胎儿，药物治疗较手术安全性大。用药后仍不好转者，可经蝶窦途径手术摘除肿瘤，不必终止妊娠。

7．目前尚无证据表明哺乳会刺激肿瘤生长。如需停止哺乳，使用多巴胺受体激动剂可以回奶。

（二）HPRL、垂体腺瘤合并不孕的治疗

溴隐亭对 HPRL 和垂体腺瘤都有良好的效果：90％患者可恢复月经，70％的患者可恢复排卵。如仍不能自然妊娠，在排除其他不孕因素后可用药物诱导排卵。

常用的诱导排卵药物：氯米芬适用于患者本身内源性雌激素正常者（下丘脑－垂体存在功能者），50mg/d，月经周期第 3～7 天开始使用，连续口服 5 天。若监测 2 周期仍无排卵，可加量至 100mg/d，最大剂量为 150mg/d。

垂体功能低下者使用氯米芬是无效的。应根据个体情况调整甲状腺、肾上腺皮质功能，然后配合使用促性腺激素，可选用尿促性素（HMG），每支含 FSH 75IU 和 LH 75IU，或采用 FSH 小剂量递增方案。使用过程中应监测排卵及雌激素水平的变化，避免卵巢过度刺激综合征（OHSS）发生，若卵泡成熟（直径达 1.8cm），可加用 HCG 诱导排卵。

第四节　闭　经

闭经（Amenorrhea）是妇科疾病常见的症状之一，原因复杂多样，并非单一的疾病。青春期前、妊娠期、哺乳期及绝经后无月经属于生理性闭经。病理性闭经则是由多种原因或疾病引起的，临床上分为原发性闭经和继发性闭经两大类。原发性闭经多为先天性疾病或由功能失调所致，继发性闭经多与器官功能障碍或肿瘤有关。在诊断时需要仔细询问病史和进行检查，分析病因，才能作出正确的诊断。

一、原发性闭经（Primary Amenorrhea）

（一）定义及常见原因

原发性闭经是指年龄已满 14 岁，第二性征未发育，或者年龄已满 16 岁，第二性征已发育，但月经尚未来潮。原发性闭经多由先天性疾病引起，以性发育异常、卵巢发育不全、生殖道发育异常较为多见，下丘脑、垂体疾病较少见。原发性闭经的常见原因见表 2-4。

表 2-4　原发性闭经的常见原因

分类	原因
子宫及下生殖道发育异常	MRKH 综合征
	下生殖道发育异常：宫颈、阴道发育异常及处女膜闭锁
卵巢性闭经	染色体异常型：特纳综合征及嵌合型
	染色体正常型：单纯性腺发育不全（46,XX 或 46,XY）
	酶缺陷：17α－羟化酶缺陷

分类	原因
垂体性闭经	垂体肿瘤（青春期前发病）
	颅咽管瘤（青春期前发病）
下丘脑性闭经	功能性：神经性厌食、应激性闭经（原发性闭经、继发性闭经均可发生）
	器质性：Kallman 综合征（促性腺激素缺失伴失嗅症）、IHH 综合征（促性腺激素缺失不伴失嗅症）
其他	生殖道疾病：结核
	雄激素不敏感综合征（完全型、不完全型）、雄激素过多（先天性肾上腺皮质增生症）

（二）原发性子宫性闭经

1. MRKH 综合征（Mayer-Rokitansky-Kustm-Hanser 综合征）。

由胚胎期双侧副中肾管子宫段未发育、融合导致先天性无子宫及阴道段或双侧副中肾管融合不久就停止发育，形成极小的子宫或实体结节，无子宫内膜，患者常伴单肾等泌尿系统畸形。

（1）临床表现：原发性闭经，第二性征发育正常，妇科检查外阴发育正常，未见阴道口或短浅阴道盲端，可扪及痕迹子宫，卵巢发育及激素水平正常，染色体核型为 46,XX。

（2）治疗：婚前可做阴道成形术以解决性生活问题。

2. 下生殖道发育异常。

由宫颈、阴道发育异常及处女膜闭锁或畸形造成经血不能排出体外，导致假性闭经（或称隐经）。这是由胚胎发育过程中副中肾管尾端和尿生殖窦发育障碍所致。宫颈闭锁，阴道完全性或不全性横隔，闭锁常位于阴道下段，上 2/3 为正常阴道，经血潴留于阴道上段。处女膜闭锁是由于泌尿生殖窦上皮未能贯穿前庭部位，导致经血无法排出。

（1）临床表现：青春期无月经来潮，出现周期性腹痛，阴道及肛门坠胀，偶伴尿潴留。检查未见处女膜孔，处女膜闭锁，可见阴道口紫蓝色突起，B 超可见阴道、宫腔等出现液性区。

（2）治疗：处女膜闭锁行切开术，阴道中上段闭锁行阴道成形术，应警惕手术造成尿道、直肠损伤，术后放置模型，避免手术腔穴黏合，预防感染。

3. 生殖道结核。

在青春期初潮以前受感染，结核杆菌经血液循环扩散引起盆腔器官和生殖道受累后造成子宫内膜损伤，发生原发性闭经或月经量少和不孕。结核病菌转移到盆腔，首先引起输卵管受损，然后引起子宫内膜损伤，但是卵巢结核发生较少。

（1）临床表现：有结核病史、原发性闭经；X 线显示肺及盆腔有钙化结节；B 超提示子宫形态不规则，内膜不均质或菲薄，且有钙化灶，无周期性变化；卵巢激素多正常，雌激素、孕激素撤退性出血试验阴性。

（2）治疗：幼年发现结核应及时抗结核治疗，并定期随访。一旦发生子宫内膜受损，再进行抗结核治疗不能完全逆转子宫内膜损伤，月经难以恢复。

（三）原发性卵巢性闭经

1. 染色体异常型：特纳综合征（Turner's Syndrome）是一种常见的染色体异常型性腺发育不全疾病。

（1）临床表现。

患者躯体发育异常，身材矮小，成人身高很少超过150cm（图2-6）；肘外翻，第2～5掌骨或趾骨短（图2-7）；婴儿期手与足背淋巴水肿，皮肤多痣；上下颌骨窄小，眼间距宽，内眦赘皮，上睑下垂，鲨鱼样唇，耳大位低，后发际低，颈蹼（图2-8）；胸部呈桶状或盾形，乳房不发育，35％的患者合并有心血管畸形；骨密度低，长骨与脊椎骨骺发育不全；外生殖器幼稚型。上述典型表现并不是每一个患者都有。异常染色体数目越多，体征表现异常越明显。典型染色体为45X，可见各种嵌合型，如45,X/46,XX、45,X/46,XY、45,X/46,XX/47,XXX、45,X/47,XXX等；也有染色体结构异常，如X染色体长臂等臂xi（xq）、短臂等臂 xi（xp）及长臂或短臂缺失、环状、易位等。B超可见痕迹子宫，性腺呈条状，无卵泡或有少数窦前卵泡。

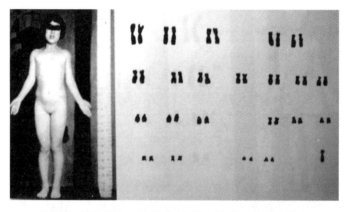

图2-6　特纳综合征染色体45,X，18岁，身高148cm

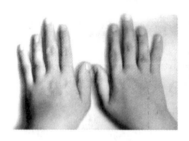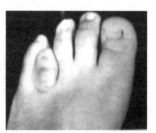

图2-7　特纳综合征第4指（趾）短

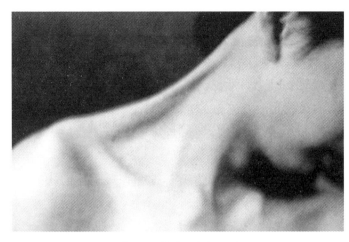

图 2-8　特纳综合征颈蹼

（2）治疗：主要目的是改善生长迟缓，促进生殖道发育及第二性征的发育。

改善生长迟缓：患儿生长曲线在 8 岁以前与正常儿几乎相近，在 10 岁以后则明显向下偏离。患儿由于生长激素异常，骨龄落后于实际年龄。青春期骨龄在 10 岁以下者，可以用基因重组人生长激素（rhGH）1～1.3U/（kg·d）多次皮下注射，持续治疗至骨龄 13 岁左右，用药时应加强营养，补充钙及维生素。使用 rhGH 时必须在监护下调整或加大剂量。根据临床观察，第一年使用 rhGH 后身高可增加 8cm 左右，第 2 年可维持生长 5～6cm，骨龄达 13 岁后每年也可以使身高增长 2～3cm，骨龄 14 岁以后用药几乎无效。

促进生殖道发育及第二性征发育：常采用性激素治疗。雌激素能促进骨成熟，加速骨骺融合，但不宜过早使用，最好在身高达到预期、骨龄达 14 岁以后才开始使用。临床上结合雌激素 0.3～0.625mg/d 或戊酸雌二醇（补佳乐）1～2mg/d，连续使用，待子宫发育有内膜出现以后，加用雌孕激素人工周期序贯治疗或用 2/10 芬吗通或克龄蒙等。

染色体为 45,X/46,XY，称为 XO/XY 性腺发育不全，又称为混合性腺发育不全，临床表现与特纳综合征相似，部分患者可有阴蒂肥大。有 Y 染色体性腺发育不全者，性腺发生肿瘤的可能性较大。应先切除性腺，再进行上述治疗。

2. 单纯性腺发育不全（染色体正常型）。

这是一种常染色体隐性遗传病。父母近亲结婚者发病率高，其发病也与基因突变有关。X 染色体失活导致卵巢发育不全，在胚胎期引起性腺不同程度的发育障碍或退化，导致性激素低下，第二性征不发育。常见的是 46,XX 性腺发育不全及 46,XY 单纯性腺发育不全。两者临床表现相似，但性染色体不同。

（1）46,XX 性腺发育不全。

临床表现：原发性闭经，乳房及第二性征不发育；染色体 46,XX；身高正常，外生殖器幼稚，有阴道、发育不良的子宫及输卵管，雌孕激素周期治疗后有月经出现。B 超：性腺条索状或发育不全，无卵泡生成或只有少许小窦前卵泡。激素测定：卵巢激素低下，促性腺激素升高，AMH 低下。

治疗：促进第二性征发育，防止骨质疏松发生。青春期后用雌孕激素人工周期治疗。

（2）46,XY 单纯性腺发育不全（图 2-9）。

胚胎早期睾丸不发育，无睾酮及副中肾管抑制因子分泌，副中肾管发育为子宫、输卵管及阴道上段、外生殖器，呈女性型。性腺为条索状，常易发生肿瘤，基因突变也是诱发肿瘤的原因。据统计，30%～60%46,XY 单纯性腺发育不全者将发生肿瘤，常见的肿瘤为支持细胞瘤、精母细胞瘤等生殖细胞肿瘤。临床表现：原发性闭经，内外生殖器女性表现，发育幼稚，有阴道及发育不全的子宫，部分患者阴蒂肥大，无乳房等第二性征，身高及智力均正常，经雌孕激素周期治疗可有月经出现。染色体：46,XY。激素测定：性激素低下，促性腺激素升高，AMH 低下。本病常需与完全性雄激素不敏感综合征和 46,XY 17α–羟化酶缺乏相鉴别。

治疗：青春期前切除性腺，以避免生殖细胞肿瘤发生；切除性腺后应给予雌孕激素周期治疗，促进第二性征发育及预防骨质疏松。

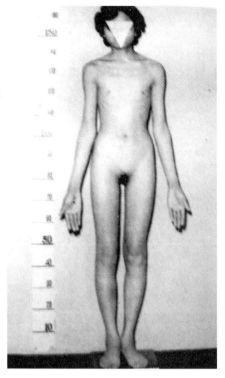

图 2-9　46,XY 单纯性腺发育不全

（四）原发性垂体性闭经

垂体肿瘤是引起垂体性闭经（包括原发性闭经和继发性闭经）的常见原因之一。垂体前叶腺瘤占颅内肿瘤的 7%～10%。

1. 垂体催乳素瘤。

垂体催乳素瘤最为多见，儿童期鞍内肿瘤少见。PRL 值升高导致内源阿片肽活性障碍，抑制 GnRH 分泌，使青春期发育受阻。

2. 生长激素腺瘤（巨人症、肢端肥大症）偶尔导致闭经。

3. 促肾上腺皮质激素腺瘤：分泌过多促肾上腺皮质激素可导致库欣综合征，出现低雌激素、闭经。

4. 促性腺激素瘤。

5. 促甲状腺瘤：出现甲亢与溢乳。

6. 混合型垂体瘤：由上述几种肿瘤细胞混合而成。

7. 颅咽管瘤（Craniopharyngioma）：是一种先天性肿瘤，生长缓慢，占颅内肿瘤的 5%，发病高峰年龄为 6～14 岁，肿瘤生长多在垂体柄附近，蝶鞍之上，少数位于蝶鞍内。

（1）临床表现及诊断：颅咽管瘤发病在青春期前表现为原发性闭经、身材矮小、尿崩症、口渴、厌食，部分患者脂肪堆积，乳房、下腹部、臀部肥胖，外生殖器发育不良。青春期发病者可出现女性生殖器萎缩、闭经、向心性肥胖。肿瘤压迫垂体柄和下丘脑可引起高泌乳素血症，常伴有胰腺功能紊乱等。可结合临床表现、MRI 及 CT 辅助诊断。

（2）治疗：以手术治疗为主，配合放射治疗。

8. 低促性腺激素性腺发育不良。

低促性腺激素性腺发育不良（Hypogonadotropic Hypogonadism，HGSDD）是由基因突变引起的多种垂体前叶激素缺乏所致。垂体前叶各激素的转录启动受到影响，垂体合成 GH（生长激素）、PRL（催乳素）、TSH（促甲状腺素）、LH（促黄体生成素）和 FSH（促卵泡激素）均缺乏，大多数表现为 FSH 缺乏，GH 缺乏较少。临床表现为原发性闭经、性腺发育不良、第二性征发育不良、生殖器幼稚。治疗：根据个体情况补充缺乏的相应激素即可。

（五）原发性下丘脑性闭经

IHH 是由于 GnRH 神经元迁移异常或多种基因突变造成 GnRH 的合成、分泌和作用缺陷，性腺功能低下导致的。本病为常染色体显性遗传病，伴有嗅觉障碍者称为 Kallman 综合征，不伴有嗅觉障碍者称为 IHH 综合征。

1. 临床表现：原发性闭经，第二性征不发育，生殖器幼稚，多数患者因到了青春期而无性发育就诊，可伴有嗅觉丧失或减退，多数患者身高、智力正常，部分患者合并多种先天畸形，如高腭弓、色盲、单肾、神经性耳聋、眼球运动视力异常、第四掌骨短、牙齿发育不良、先天性心脏病等。80％的患者骨龄落后于实际年龄。少数患者肥胖、矮小，皮肤有奶油咖啡斑。

2. 实验室检查：性激素及促性腺激素均低下，甲状腺功能正常，ACTH 和皮质醇昼夜节律正常。染色体 46,XX，AMH 正常，GnRH 兴奋试验有反应或反应迟缓。

3. 影像学检查：部分患者头部 MRI 可显示嗅球、嗅觉及大脑嗅沟发育不全，

4. 治疗：青春期前用雌孕激素人工周期治疗，使子宫及第二性征发育，防治骨质疏松。成年后可用 GnRH 脉冲微泵治疗，可达到排卵的目的，一般多用人工周期维持生殖系统及第二性征，有生育要求时用 GnRH 脉冲微泵或促性腺激素治疗。

（六）其他原发性闭经的病因

1. 雄激素不敏感综合征（Androgen Insensitivity Syndrome，AIS）。

雄激素不敏感综合征是单基因性发育异常疾病。染色体核型为 46,XY，性腺是睾丸。雄激素不敏感综合征分为两型：完全型雄激素不敏感综合征和不完全型雄激素不敏感综合征。患者血中睾酮可达男性水平，由于雄激素受体缺乏影响午非管（中肾管）分化发育，生殖器发生异常，随受体缺乏程度而异。

完全型雄激素不敏感综合征的临床表现：外生殖器呈女性型，发育幼稚，无阴毛。阴道盲端或隐窝状，无子宫，睾丸在腹腔内、腹股沟或耻骨联合下方。

不完全型雄激素不敏感综合征的临床表现：外生殖器不同程度男性化，阴蒂肥大，小阴茎，尿道下裂，尿道口位于阴茎根部。极少数外阴完全男性化，无精子或少精，睾丸位于腹股沟（常误诊为股疝），也有的位于腹腔内。

治疗：根据不同临床表现、社会性别和心理因素决定性别选择。若女性化程度高，可切除睾丸，行阴道成形术；若男性化程度高，可用雄激素刺激，如有生理反应，可纠

正隐睾及行生殖器整形术。

2. 先天性肾上腺皮质增生症（Congenital Adrenal Hyperplasia，CAH）。

先天性肾上腺皮质增生症是一组由酶缺乏而引起的疾病，呈常染色体隐性遗传。在肾上腺皮质类激素合成过程中有一些酶缺乏，导致肾上腺皮质激素合成不足，经负反馈作用调节，使垂体促肾上腺皮质激素（ACTH）分泌增加，促使肾上腺皮质增生，同时酶的前体代谢物质增加及酶的代谢物质缺乏而产生一系列临床症状和问题。21-羟化酶缺乏最常见，占同类疾病的 95％以上，其他有 11β-羟化酶缺乏、17α-羟化酶缺乏等。可表现为闭经、月经紊乱及性分化异常等。

（1）21-羟化酶缺乏症：由于 21-羟化酶缺乏或活性低，导致肾上腺合成皮质醇障碍，临床主要特征为皮质醇分泌缺乏或不足及雄激素过多所导致的各种表现。临床上通常将 21-羟化酶缺乏症分为单纯男性化型 21-羟化酶缺乏症、失盐型 21-羟化酶缺乏症和迟发型 21-羟化酶缺乏症，前两者又称为经典型 21-羟化酶缺乏症，后者为非经典型21-羟化酶缺乏症。

单纯男性化型 21-羟化酶缺乏症：21-羟化酶的活性未完全缺乏，为正常人酶活性的 1％～11％，能合成少量皮质醇和醛固酮而无失盐的表现。临床主要表现为雄激素增高的相应症状和体征，男性表现为性早熟，女性表现为男性化。女性出生时即可出现不同程度的外生殖器男性化畸形，如阴蒂肥大、阴唇不同程度的融合、类似男性尿道下裂样改变等，故难以确定性别。患者体格发育可类似男性，也可表现性早熟，这是临床女性假两性畸形最常见的原因。

失盐型 21-羟化酶缺乏症：21-羟化酶完全缺乏，除男性化外，还因醛固酮严重缺乏及血浆肾素活性增高导致低血钠、高血钾及代谢性酸中毒等失盐及低血糖表现，一般在出生后第一周发病，如治疗不及时通常在 2 周内死亡。患者随年龄的增长，对失盐的耐受有所增加，失盐症状可逐渐改善。

迟发型 21-羟化酶缺乏症：21-羟化酶轻度缺乏，酶的活性为正常人的 20％～50％。临床表现各异，甚至早期无任何症状。发病年龄不一，多在肾上腺功能初现的年龄出现症状。女性表现为出现类似男性的痤疮、阴毛早现、多毛、生长加速及初潮延迟、原发性闭经、月经量减少、PCOS、不孕等，应注意与 PCOS 相鉴别。这类非典型的 CAH 在与多囊卵巢综合征相鉴别时可用 ACTH 兴奋试验，用药后 17α-羟孕酮＞10.0ng/mL（正常值 3.3ng/mL）可以确诊为迟发型 21-羟化酶缺乏症。

治疗：早期发现后及早足量补充肾上腺皮质激素，可控制男性化，维持月经，防止骨骺过早闭合造成身高过矮，纠正代谢紊乱。婚后调节泼尼松剂量诱导排卵可以生育，生殖器畸形可以手术纠正。

（2）11-羟化酶缺乏症：由于 11-羟化酶缺乏，11-去氧皮质酮和 11-去氧皮质醇转化为皮质酮和皮质醇受阻，产生过多的前体物质（皮质酮和 11-去氧皮质醇）并向雄激素转化，导致高血压、电解质紊乱及高雄激素血症。临床出现类似 21-羟化酶缺乏的男性化表现及月经问题、高血压、低血钾和代谢性碱中毒。高血压和电解质紊乱是两者的鉴别要点。治疗同 21-羟化酶缺乏。

（3）17α-羟化酶缺乏症：是 CAH 的一种少见类型，为常染色体隐性遗传病，男女均可发生。由于17α-羟化酶缺乏，17羟孕烯醇酮和17羟孕酮合成受阻导致合成皮质醇、睾酮、雌激素及其代谢产物障碍，而皮质酮合成增加及性激素合成障碍可导致高血压、低钾和性腺发育障碍。

临床表现：原发性闭经，伴第二性征发育不足，生殖器幼稚，46,XX者卵巢发育不全或条索状性腺，有阴道和子宫。46,XY者性腺为发育不全的睾丸，无子宫及输卵管，阴道为盲端。骨骺闭合晚，身材矮小，高血压，低血钾，性激素低下，高促性腺激素。

治疗：46,XY者应切除性腺，防止发生肿瘤；46,XX者则无需手术，使用糖皮质激素如地塞米松、泼尼松治疗，以控制血压，纠正电解质紊乱。青春期后可用雌激素补充治疗，促进第二性征发育，防止骨质疏松。

二、继发性闭经

（一）定义及病因

继发性闭经是指已建立月经周期后，月经停止了6个月或按自身月经周期计算停经3个周期以上，其发生率高于原发性闭经，约占闭经原因95%。

继发性闭经原因复杂，其常见原因见表2-5。

表2-5　继发性闭经的常见原因

分类	原因
子宫性闭经	损伤性：宫腔粘连综合征等
	炎症性：结核、盆腔严重感染
卵巢性闭经	早发性卵巢功能不全（POI）
	卵巢分泌雄激素过多：多囊卵巢综合征（PCOS）、分泌雄激素肿瘤、卵泡膜细胞增生症
垂体性闭经	希恩综合征（Sheehan Syndrome）
	垂体肿瘤：垂体泌乳素瘤等
	空蝶鞍综合征（Empty Sella Syndrome）
	颅咽管瘤
下丘脑性闭经	应激性闭经
	营养性闭经
	运动性闭经
	药物性闭经
其他	甲状腺疾病：甲状腺功能亢进、甲状腺功能减退

（二）继发性子宫性闭经

宫腔粘连分为外伤性粘连与炎症性粘连。人工流产是外伤性粘连的主要原因，人流刮宫常因妊娠子宫软，难以控制刮宫深度而损伤子宫内膜基底层，使子宫内膜失去再生机会或流产后绒毛残留，引起感染，子宫内膜修复前局部宫腔内成纤维细胞活性增加，胶原纤维形成，导致粘连。炎性粘连与结核病、诊刮、安环、取环感染有关，较为少见。临床表现为宫腔粘连，继发性闭经或经量减少；基础体温为双相型；卵巢激素（E_2、P、T及FSH、LH、PRL）均正常。B超提示宫内膜薄而不均质，内膜线不连续。黄体酮测血试验阴性，或雌孕激素试验也为阴性。宫腔镜是诊断内膜粘连的"金标准"，能明确粘连部位、范围、面积。通过活检能了解粘连性质，并能同时分离粘连。输卵管子宫造影（HSG）可见宫腔有小负影及充盈缺损。

诊断：闭经前有刮宫手术史、术后发生周期性腹痛、继发性闭经。B超提示宫腔内积液，多不难诊断。

治疗：手术分离粘连，排除残留经血，预防感染。宫腔粘连的治疗原则：去除粘连，恢复宫腔组织解剖结构，恢复月经及生育力，防止粘连再次形成。宫腔镜是诊断和治疗的最佳方式，直视下分离粘连后活检。分离粘连后放置宫内节育器3个月或放置导管，以防再次粘连。为加强子宫内膜修复，可服用大剂量雌激素：戊酸雌二醇2mg/d，每天2或3次，连续口服20天，服药10天后加微粉化黄体酮200mg/d，或地屈孕酮20mg/d，或甲羟孕酮10mg/d，10天后加用孕酮10~12天可促进内膜转化至分泌期，停药后撤退性出血。撤退性出血后5天重复进行上述治疗，3个周期为一个疗程。雌激素用量尚无统一意见，使用雌激素时应注意禁忌证和不良反应。宫腔镜分粘术后也可直接使用2/10芬吗通或克龄蒙，对内膜有良好的修复和保护作用。宫腔镜分粘术后也有复发可能，内膜已瘢痕化者治疗效果较差。无生育要求、无周期性腹痛者不必治疗。

（三）继发性卵巢性闭经

1. 卵巢早衰（Premature Ovarian Failure，POF）。卵巢早衰是指女性在40岁以前发生非生理性的月经停止，伴有低雌激素和高促性腺激素，同时生殖道、卵巢萎缩。POF人群发生率为1%~3%，30岁以前发生率约为0.1%，在继发性闭经患者中为2%~10%。

（1）病因。

遗传因素：X染色体畸变或缺失，相关基因异常或缺失，造成卵子发育障碍，导致POF；自身免疫因素：自身免疫功能失调，产生的抗体能识别卵巢的某些成分，通过抗原抗体反应破坏卵巢，自身免疫性疾病如慢性淋巴细胞性甲状腺炎、艾迪森病、类风湿关节炎、系统性红斑狼疮等常同时发生POF；促性腺激素功能障碍：FSH缺乏活性或促性腺激素受体突变，引起卵巢缺乏反应，合成性激素的17α-羟化酶或17,20碳链酶缺乏，以及半乳糖血症影响血液循环中的FSH，对卵巢有直接毒害作用，导致原始卵泡储备减少，卵泡闭锁或耗竭过快；医源性因素：40岁前一侧或部分卵巢切除，子宫卵巢循环阻断，放疗及化疗，长期服雷公藤等药物对生殖细胞造成损害；感染：儿童青春期患腮腺炎合并卵巢炎；其他：吸烟、环境污染、有机化学物（砷、汞）中毒、病毒感染等伴发卵巢炎均可能引起卵巢早衰。

（2）临床表现。

40岁以前绝经，伴有生殖道萎缩，半数患者有轻度潮热、盗汗、烦躁等绝经期综合征的表现。FSH 值升高（FSH>40IU/L），同时 E$_2$ 低下。超声检查显示卵巢小于正常或萎缩，窦前卵泡减少或无卵泡。

（3）治疗。

规范补充性激素，维持月经，避免生殖道萎缩，维持性功能，缓解绝经期综合征，预防绝经后骨质疏松的发生。有生育要求者 FSH 值若已有升高，可先行激素补充疗法 3 个周期，复查血清 FSH。如 FSH 值下降至正常，卵泡有发育，则部分妇女可以自然妊娠。

2. 卵泡膜细胞增生症（或称卵泡膜瘤）（Theca Cell Tumer's）。

本症是由卵巢间质细胞和卵泡膜增生导致的，临床偶见，大部分为良性，少数可恶变。肿瘤具有内分泌功能。由于卵泡膜细胞瘤常与颗粒细胞瘤并存，两者有雌激素活性，少数患者可能出现闭经。

（四）继发性垂体性闭经

1. 希恩综合征（Sheehan Syndrome）。

由于产后大出血、休克时间长、全身循环衰竭，垂体缺血缺氧而坏死，垂体前叶细胞坏死；甲状腺功能低下，低血压，畏寒；肾上腺功能减退，消瘦，脱发；卵巢轴损害，闭经，产后无乳。垂体功能取决于垂体细胞损害的程度，严重时肾上腺、甲状腺及性腺三个靶腺同时受累，轻者 1 或 2 个靶腺受累。

（1）临床表现。

1）促肾上腺皮质激素（ATCH）分泌不足时，患者虚弱无力，全身免疫力低下，易感冒和感染，面色苍白，脱发、脱毛，血清皮质醇低于正常值。

2）促甲状腺激素（TSH）分泌不足时，患者甲状腺功能低下，记忆力减退，表情淡漠，心动过缓，颜面虚肿。心电图监测为低电压，血清 T$_3$、T$_4$、TSH 均低于正常值。

3）促性腺激素（FSH、LH）分泌不足时，患者闭经，卵巢无卵泡发育，血清 FSH、LH 及 E$_2$ 均为低值。乳房及生殖器萎缩。泌乳素分泌不足则产后无乳汁分泌。

4）生长激素分泌不足时，容易发生低血糖，空腹血糖测定值低。

（2）预防及治疗。

预防产后出血是避免发生希恩综合征最根本的措施。一旦发生产后出血，应及时输血、输氧、抗休克，以减少本病的发生。治疗需根据内分泌腺功能损害的程度选择药物，以改善各腺体的功能。

1）肾上腺皮质功能低下者可用强的松 5～7mg/d，清晨服 2/3 的量，下午服 1/3 的量，如有外伤、感染及发热可酌情加量。

2）甲状腺激素低下者，可使用左甲状腺素钠片（优甲乐）20～50μg/d，最高不超过 100μg/d。

3）性腺激素功能低下者，应用雌孕激素周期序贯治疗（见本章第一节）。

以上药物必须根据临床症状、用药后缓解程度及激素变化个体化给药，长期追踪并复查血清激素，调整药物剂量。

4）有生育要求者在补充上述药物的同时可用促性腺激素诱导排卵，妊娠成功率较高。轻度希恩综合征患者通过妊娠能促进垂体细胞再生，症状可能有改善。

2. 高催乳素血症与垂体瘤。

垂体肿瘤种类很多，以催乳素瘤为主，可引起闭经、溢乳。闭经与 PRL 对下丘脑 GnRH 分泌受抑制有关。肿瘤大小、部位以及分泌激素量与全身内分泌变化可能存在一定相关性。激素测定与 MRI 检查对诊断有一定的价值。

催乳素瘤以药物治疗为主，其他非催乳素瘤可酌情采用外科手术或放射治疗（见本章三节）。

3. 空蝶鞍综合征（Empty Sella Syndrome）。

原发性空蝶鞍综合征是由先天性鞍隔孔缺损引起的。继发性空蝶鞍综合征则是由颅内外伤、感染、垂体瘤手术或放疗、垂体囊性变或自发梗死后脑脊液通过鞍隔孔直接疝入垂体窝，引起垂体受压而导致垂体功能低下。

（1）临床表现及诊断。

空蝶鞍综合征可发生于任何年龄，多见于中年女性，症状常不明显，有肥胖、头痛、月经失调，严重时出现闭经、溢乳及高催乳素血症。本症临床表现与垂体瘤极为相似，MRI 或 CT 检查对诊断有重要价值。如催乳素瘤合并空蝶鞍综合征，则血 PRL 值升高明显。空蝶鞍综合征见示意图 2-10。空蝶鞍综合征 CT 诊断见图 2-11。

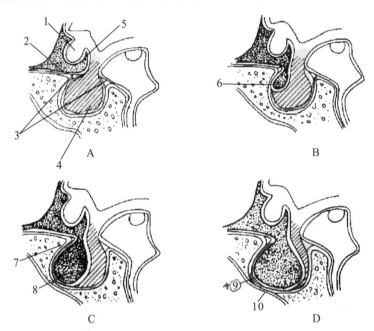

图 2- 空蝶鞍综合征示意图

A：正常解剖结构；B、C、D：空蝶鞍综合征形成，蝶鞍底层菲薄、蝶鞍扩大。

1. 视神经交叉；2. 蛛网膜；3. 垂体隔；4. 垂体；5. 脑脊液；6. 蛛网膜疝；7. 隔膜缺损；
8. 疝形成，垂体受压迫；9. 完全性疝；10. 蝶鞍底变薄。

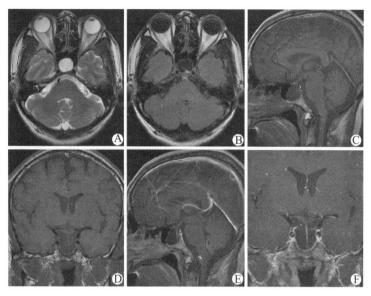

图 2-11　空蝶鞍综合征 CT 诊断

（2）治疗：空蝶鞍综合征发病症状不明显，仅 PRL 值升高，使用溴隐亭的效果不佳，如无明显症状可不用药，仅随访观察。有月经紊乱及闭经者可用雌孕激素补充疗法；对有生育要求者，应先提高雌激素水平，再促排卵；出现视力障碍或神经压迫症状者可考虑外科手术治疗。

（五）继发性下丘脑性闭经

1. 神经性厌食。

神经性厌食常见于青春期或 20 岁以下的女性，过度限制饮食减肥或服用减肥药后，可出现体重急剧下降、全身消瘦、皮下脂肪消失、闭经、子宫及卵巢萎缩、乳房缩小。发病原因是下丘脑-垂体-卵巢轴中 GnRH 受到抑制，导致 LH 分泌脉冲紊乱，卵巢分泌雌激素减少，同时内分泌系统也受到影响，血浆游离皮质醇增加（高于正常妇女 2～3 倍），出现高皮质醇血症。由于营养不良，血清 T3、T4 值低于正常，但 TSH 值正常，生长激素紊乱、空腹血糖、胰岛素降低，体温调节中枢异常。

临床表现：清瘦，体重下降 20％～40％，严重时呈恶病质，重症危及生命，血压低、怕冷、皮肤干燥、毛发脱落、心动过缓、闭经是主要症状。体力活动减弱，但思维正常，伴随固执、内向、忧虑、压抑。血清促性腺激素水平明显下降，卵巢雌激素水平低下，T3、T4 值低于正常，半数患者有尿频症状，但无电解质紊乱，血浆蛋白水平低下，血细胞计数降低，全身免疫功能差。

治疗：以心理疏导为主，取得患者对医生的信任；鼓励进食并给予营养指导，少吃多餐，逐渐增加蛋白质及维生素类食物；全身情况改善但月经仍未恢复者可采用小剂量雌孕激素周期序贯治疗，月经出现有利于对治疗建立信心。

2. 应激性闭经。

体内外各种刺激（如长期紧张、环境变化、恐惧、忧郁、自身耐受力差以及全身健康状况改变）均可导致下丘脑促肾上腺皮质激素释放因子（CRF）增加，使肾上腺轴分泌糖皮质激素和儿茶酚胺，进一步使 β-内啡肽分泌增加，GnRH 分泌减少。去甲肾上腺素分泌增加，会引起精神失调性闭经。

临床表现：情绪抑郁或紧张，闭经，消瘦，皮肤干燥，低血压；皮质激素水平升高，LH 与 E_2 值低，PRL 值轻度升高，TSH 值在正常范围，而 T3、T4 值略低。

治疗：详细了解病史，消除思想顾虑，促进医患相互配合；用雌孕激素周期治疗，一般 3 个月为一个疗程（见本章第一节）；症状轻者 1~2 个疗程可恢复月经；部分排卵不能恢复者可用氯米芬 50~100mg/d，在月经或撤退性出血后从第 5 天开始，连续服 5 天，可诱发排卵，恢复月经；皮质醇水平过高者可用强的松 5mg/d 或地塞米松 0.25~0.375mg/d 抑制肾上腺分泌的雄激素，提高氯米芬的疗效；全身情况改善后，有生育要求者可服用药物促排卵。氯米芬对轻症者有效，单用 FSH 或 HMG 也有效，GnRH 脉冲治疗（微泵）对促进生育疗效较好。

3. 运动性闭经。

运动员及芭蕾舞演员长期进行过量的体育训练和剧烈紧张的比赛，为减轻和维持体重控制饮食，加上心理应激因素，闭经发生率较高。葛秦生教授曾报道其闭经率高达 60%~70%。运动性闭经患者不一定有体重减轻，但如果体重减轻 10%~15% 或体脂丢失超过 30%，可出现闭经，因为体脂含芳香化酶，这是将雄激素转化为雌激素的重要基础物质。

治疗：调节运动强度，补充足量的蛋白质和维生素。患者减少运动量后月经多能自然恢复，若不能恢复，可短期使用雌孕激素周期治疗。

4. 药物性闭经。

长期使用抑制中枢或下丘脑的药物均可能引起闭经，多数在停药后能恢复月经。引起闭经的常见药物有精神科用药、甾体激素类等。

（1）精神科用药：氯丙嗪、奋乃静、舒必利、氯哌啶醇等可引起闭经、溢乳，而新型精神科药如利培酮、奥氮平、佐替平、洛沙平等引起闭经、溢乳的临床报道很少。闭经、溢乳发生的原因与药物直接相关。长期服用药物治疗精神疾病时会干扰 5-HT 和中枢多巴胺 D2 受体，使血中 PRL 值升高，GnRH 分泌减少，FSH、LH 值降低而导致闭经、溢乳。

治疗：明确药物引起的闭经是暂时的、可逆的，对健康无大影响，没有后遗症。多数患者停药 1~2 个月后月经能自然恢复，无需特殊处理。

药物的引起闭经、溢乳，个体差异很大。药物种类、剂量与反应呈正相关。减量或合并小剂量使用二种药物可减少不良反应。

需长期服用精神科药物的年轻患者，或对闭经、溢乳恐惧者，可用雌孕激素序贯周期治疗，该方法能保持月经，防止生殖道萎缩，预防骨质疏松症。停药后超过 2 个月月经未恢复者也可用雌孕激素序贯周期治疗。

（2）甾体激素类。

复方短效口服避孕药（COC）：目前常用的 COC 为单相片，药物在整个周期中的雌激素、孕激素均为固定量，子宫内膜受到这两种激素的共同影响，内膜增生受限，同时也有分泌转化，内膜通常较薄。停药后撤退性出血，往往经量少，部分出现闭经。COC

引起闭经者，排除妊娠后在 2 个月之内无需处理，多数能自然恢复。闭经在 6 个月以上者，可试用地屈孕酮 20mg/d，10 天，或微粉化黄体酮 200mg/d，10～12 天，或甲羟孕酮 6mg/d～10mg/d，10～12 天，停药撤退性出血。如无撤退性出血，可用雌孕激素序贯周期治疗。有生育要求者在月经恢复后用 BBT 监测排卵可自然受孕。2 个周期 BBT 呈单相可用促排卵药（氯米芬或来曲唑）促排卵。

左炔诺酮宫内缓释避孕系统（曼月乐）可引起 10％～20％ 的闭经，多为正常反应，对健康无害，无需处理，取出后可迅速恢复月经。不能接受闭经者可口服戊酸雌二醇 2mg/d，10～20 天，或结合雌激素 0.625mg/d，10～20 天，停药撤退性出血。

皮下埋植避孕剂：部分妇女用药 4 个月至 24 个月后闭经，闭经发生率为 14％～20％。取出植入剂后月经能迅速恢复正常，3 个月后 90％ 恢复排卵。闭经超过 6 个月、不能接受闭经者，可用雌孕激素序贯周期治疗。

（六）引起继发性闭经的其他原因

甲状腺是人体重要的内分泌腺体之一，正常的甲状腺不仅与全身组织器官代谢相关，对生殖也具有重要作用。胚胎的发育成长与甲状腺功能密不可分。自身免疫性甲状腺疾病如甲状腺功能亢进和甲状腺功能减退常导致生殖功能紊乱，导致无排卵、闭经、不孕和流产等。

1. 甲状腺功能亢进（甲亢）。

很多因素可致甲亢，Graves 甲亢占全部甲亢的 80％～85％，而且常与多种免疫疾病伴发。

（1）临床表现：全身代谢功能增强，交感神经兴奋，乏力，多汗，心动过速，收缩压升高，弥漫性甲状腺肿大，眼实征，经前水肿。疾病早期血 E_2 升高，总 T 可能升高，SHBG 增加，导致子宫内膜增生，月经稀发，经量过多。晚期促性腺激素升高，LH 升高，无峰值出现，TSH 分泌紊乱，T3 增高（是甲亢重要指标），T4 变化小，TSH 可能正常。临床表现为无排卵、闭经、不孕。甲亢引起的闭经的发生率有报告为 12.5％～81％。

（2）治疗：从药物治疗为主，丙硫氧嘧啶（PTV）为常用药，甲巯咪唑（他巴唑）、放射 I^{131} 及部分甲状腺切除术很少用。

2. 甲状腺功能减退（甲减）。

甲减是由多种疾病和因素引起的，分为先天性甲减与后天性甲减两大类。后天性甲减中以乔本甲状腺炎（又称慢性淋巴细胞性甲状腺炎）最为多见。发病与自身免疫功能相关，临床上常分为亚甲减与甲减。

（1）临床表现：亚甲减临床症状不明显，患者偶因月经紊乱、不孕或流产就诊，必须通过生化检测才能确诊；甲减患者常有畏寒、水肿、乏力、脱发、皮肤干燥、体重增加等症状。闭经发生率为 12.5％～81％，月经稀发发生率为 18％～40％，无排卵发生率为 15.8％～100％，不孕和流产率明显升高。检验：80％ 亚甲减患者 T3、T4、TSH 正常，甲状腺过氧化物酶抗体（TPO－Ab）阳性，随病情进展 TSH 略升高。2016 年根据我国单忠艳教授的报道，亚甲减的诊断依据为 TSH 升高。甲减诊断依据除临床表现外，还有血清 T3、T4、游离甲状腺素（FT4）均降低，TSH 升高，血清抗甲状腺过氧化物酶抗体（TPO-Ab）及甲状腺球蛋白抗体（TGAb）均升高。

（2）治疗：甲状腺素替代治疗，优甲乐（LT4）或甲状腺素片，饮食含硒或含碘元素。

第五节 痛 经

痛经是妇科常见症状之一，是指月经期和经期前后出现下腹疼痛，伴有腰酸和全身不适症状，痛经严重时可影响患者工作和生活。痛经分为两大类：原发性痛经和继发性痛经。原发性痛经约占 90%，生殖器官没有器质性病变，发病与生殖系统调节激素相关。继发性痛经约占 10%，是由盆腔内器质性疾病所造成的。

一、原发性痛经

（一）病因

原发性痛经多发生于初潮后 1 年左右，疼痛发作持续 1~2 天。痛经在排卵后才发生，分泌期子宫内膜合成前列腺素（PGF2α 和 PGE2）较增生期多，排卵后孕酮使溶酶体溶解子宫内膜细胞释放前列腺素，在月经血内 PGF2α 升高。PGF2α 能刺激子宫平滑肌过度收缩，使子宫血管痉挛收缩。子宫缺血、缺氧与痛经发生相关。前列腺素进入血液循环还将引起心血管系统、消化系统等出现症状。精神紧张常加剧痛经。无排卵的月经因无孕酮作用，不发生痛经。

（二）临床表现及诊断

原发性痛经多见于青春期女性，疼痛往往出现在月经前一天或月经来潮当日，表现为下腹坠胀、痉挛性疼痛，持续数小时或一天左右，偶伴恶心、呕吐、头晕、乏力、面色苍白、出冷汗等。妇科及 B 超检查无异常发现，月经后疼痛自然消失。

（三）治疗

1. 心理治疗：普及生理卫生知识，使患者正确认识月经的正常生理反应，解除思想顾虑。

2. 药物治疗：可用前列腺素合成酶抑制剂或止痛药等。

（1）消炎痛（吲哚美辛）：每片 25mg，月经来潮前疼痛发生起每天 1~2 片，服药 1~2 天，能缓解疼痛。

（2）布洛芬（芬必得）：每片 0.2g，每 6~8 小时一次，餐时服用。布洛芬缓释胶囊 0.3g，每天 1 或 2 次。

（3）氟灭酸：每片 200mg，每天 2 或 3 次。

（4）其他：双氯芬酸、酮洛芬、甲氯芬酸、萘普生等（遵医嘱用）。

（5）中药：丹莪妇康煎膏、元胡止痛散等。

（6）复方短效避孕药抑制排卵可达到止痛目的，需按避孕药服用方法使用。

二、继发性痛经

继发性痛经是由盆腔内多种器质性疾病所引起的月经期疼痛，常见疾病有子宫内膜异位症、子宫腺肌病及子宫肌瘤等。

（一）子宫内膜异位症

子宫内膜异位症是妇科常见的引起痛经的疾病之一。异位的子宫内膜组织（含内膜腺体和间质）使卵巢、输卵管、子宫浆膜面、盆腹膜、腹壁、子宫直肠凹及宫骶韧带均易受累。尽管异位内膜组织是良性的，但也可能发生远处转移。盆腔子宫内膜异位症引起痛经的原因：随周期性卵巢激素的影响（特别是雌激素），周期性增生出血刺激腹膜与周围组织器官粘连，引起纤维增生，产生结节和包块。在卵巢上形成内膜样囊肿，刺激和压迫盆腔神经，引起慢性盆腔疼痛、性交痛，月经来潮时盆腔充血、水肿引起严重痛经，造成不孕。

1. 临床表现。

痛经表现形式多样，无典型症状，定位不清，与受累部位和邻近器官有关。通常为下腹痛，有时放射到大腿内侧、腰部、骶部，有时肛门坠胀，大便次数增加，排便不尽，也有疼痛伴尿道刺激感、尿频等。疼痛随病情发展进行性加重，疼痛有时持续整个月经周期，在经期加剧，产生影响患者的生活和工作。

2. 诊断及鉴别。

通过妇科检查（双合诊、三合诊）可初步了解盆腔有无包块、包块的大小及性质、子宫直肠凹及宫骶韧带有无增厚及结节。测血糖类抗原125（CA125）对鉴别诊断有意义。影像学检查也非常重要。B超与彩色多普勒频谱可以诊断和初步鉴别腺肌病、子宫肌瘤、子宫内膜异位症以及卵巢肿瘤、子宫内膜癌等。子宫内膜异位囊肿的大小、部位对痛经的发生有重要的参考价值。腹腔镜（组织活检）对诊断和治疗、评估疼痛等有重要的价值。

3. 治疗。

（1）子宫内膜异位症引起的痛经的治疗原则：合并不育或结节及附件包块者，首选手术治疗。未合并不育（或不要求生育者）、无盆腔包块者，首选药物治疗，若药物无效，可采用手术治疗。必须依据患者的年龄、生育要求、症状严重性以及以往治疗情况选择手术方式。

（2）药物治疗。

1）轻度痛经，可用非甾体抗炎药（NSAIDs）对症治疗。

2）复方短效口服避孕药（COC）能减少雌激素产生，促进异位及在位子宫内膜萎缩，不仅可缓解痛经症状，而且能减少经量，不良反应少。常用的药物有优思明、优思悦、妈富隆等。

3）促性腺激素释放激素激动缓释剂（GnRH-a）包括亮丙瑞林、抑拉通、达菲林、诺雷德等。通过对垂体降调节作用，造成低雌激素状态，使异位子宫内膜萎缩，引起暂时性闭经，缓解和消除痛经。术前使用可促病灶萎缩，术后使用可防止盆腔粘连及预防复发。子宫内膜异位症Ⅱ至Ⅳ期术后使用3~6个月再行辅助生殖技术（IUI或IVF-ET或ICSI），可显著提高妊娠率。

4）地诺孕酮（Dienogest）为一种新型的混合孕激素，同时具有天然孕激素和合成孕激素的药学优点，用于治疗子宫内膜异位症，每天2mg，分2次服用，在月经第2~5天服用，可有效缓解痛经。

5）孕激素制剂（安宫黄体酮、甲地孕酮）、丹那唑、孕三烯酮等都对子宫内膜异位症所致痛经有效。

6）中药：丹莪妇康煎膏、散结镇痛胶囊等活血化瘀药物能缓解痛经。

7）左炔诺孕酮宫内缓释系统（曼月乐）不仅能缓解痛经，同时可减少经量，治疗月经过多。

8）依伴依（Implanon）皮下埋植剂：每支含依托孕烯（ENG）68mg，由乙烯－醋酸乙烯酯（EVA）聚合体和60%依托孕烯（68mg）组成，对孕激素受体结合力比炔诺酮高3~5倍，埋植于上臂皮下，每天释放ENG 25~30μg。作用与曼月乐相似，不仅能避孕，而且能治疗EMS所致的痛经。

（3）手术治疗。

腹腔镜作为首选手术方式，能直视盆腔病变，同时进行手术治疗，也可取组织活检明确诊断。仅少数严重粘连、解剖结构紊乱者必要时才进行开腹手术，注意避免器官损伤。

子宫内膜异位囊肿并非直接引起痛经的原因。疼痛取决于病灶周围的神经分布，通常末梢神经在阔韧带后页和宫骶韧带两侧以及输卵管粘连部位容易引起病变，手术时应特别注意。

手术治疗目的：切除病灶，分离粘连，恢复盆腔解剖关系，消除痛经原因。

手术分为保守性手术、半根治性手术和根治性手术三类。要求保留生育功能者，应解除输卵管粘连和阻塞，切除或烧灼病灶，剔除卵巢囊肿。通常保守性手术痛经缓解率达80%左右，受孕率为30%~40%，但复发率为15%~50%，若术后配合药物治疗复发率可降低。半根治性手术保留卵巢，切除子宫，痛经缓解率可达90%，偶有卵巢内膜样囊肿复发。根治性手术切除子宫及双附件。对难治性痛经，上述治疗无效时可施行骶前神经切除术（PSN）等。

（二）子宫腺肌病（Adenomyosis）

子宫腺肌病是临床常见的引起痛经和月经过多的疾病，病因不清，目前认为与人工流产、分娩和慢性子宫内膜炎症造成的子宫内膜基底层损伤有关。子宫腺肌病是由子宫内膜腺体和间质侵入子宫肌层，在肌层弥漫生长导致的。组织学切片可见肌层有岛状异位灶（包含内膜腺体和间质），肌纤维中偶见陈旧出血。这种病灶属于基底层不成熟内膜，只对雌激素有反应，对孕激素无反应或不敏感。

1. 临床表现及诊断。

痛经发生率为 10%～30%，月经过多、月经延长、不规则阴道出血占 40%～50%，约 35% 无临床症状。妇科检查发现子宫增大、变硬，呈球形，也有少许子宫表面有不规则突起。

B 超显示肌壁回声呈"栅栏"样衰减，有局部回声增强；子宫肌壁病灶呈弥漫性分布，有多个小微囊腔及高星点状，条状血流信号。B 超诊断子宫腺肌病的敏感性可达 80% 以上，特异性为 67%。MRI 诊断特异性更高。实验室检查 CA125 升高，子宫越大，CA125 越高。病理切片是诊断的"金标准"。

2. 治疗。

无症状及无生育要求者可以定期检查。痛经和月经过多者可用左炔诺孕酮宫内缓释系统缓解痛经，减少月经量。子宫大者可能发生 IUS 脱落，可用 GnRH-a 预处理，使子宫缩小后再安放。药物治疗可缓解子宫腺肌病引起的痛经，效果不理想者可考虑行子宫切除术。对有生育要求的年轻患者，可用 GnRH-a 治疗 3～6 个月，病变缩小局限后采取辅助生殖技术。较大的腺肌瘤结节可以行剔除术。

（三）子宫肌瘤

子宫肌瘤根据生长部位分为三类：壁间肌瘤（占 60%～70%）、浆膜下肌瘤（占 20%）、黏膜下肌瘤（占 10%），临床常见混合多发性肌瘤。

浆膜下肌瘤和壁间肌瘤常因包块、月经过多，偶因盆腔器官压迫症状而就诊，很少发生痛经。黏膜下肌瘤不仅可引起月经增多，不规则出血，还导致白带异常伴发下腹疼痛及痛经。黏膜下肌瘤在宫腔内刺激子宫收缩引起腹痛，黏膜下肌瘤挤于宫颈口之外后，痛经往往缓解或消失。

诊断和治疗：妇科检查可见肌瘤突出于宫颈外口，可扪及瘤蒂。通过 B 超和宫腔镜均易于诊断。宫腔镜手术摘除肌瘤或行子宫切除术可以根治痛经。

第三章 避 孕

避孕（Contraception）是指用科学的方法，阻断受孕条件，达到使妇女暂时不受孕的目的，是生育调节的主要手段。避孕可针对受孕的各个环节，各种避孕方法及作用机制见表3-1。避孕措施被用于广大育龄人群，因此要求安全、有效、简单、经济、实用，不干扰性生活，依从性好，同时最好具有预防性传播疾病的作用。目前使用的避孕方法很多，但没有一种方法完全有效和绝对无不良反应，每一种方法各有其优缺点。常见的避孕方法包括工具避孕、药物避孕、绝育术及自然避孕法等。在不同国家和地区避孕方法的使用存在很大的差异，在发展中国家多采用女性绝育和使用宫内节育器，而在发达国家则多采用口服避孕药和避孕套。

表 3-1　各种避孕方法及作用机制

避孕方法	作用机制
甾体激素避孕（女）	抑制排卵
甾体激素避孕（男）	抑制精子产生
避孕套、输精管结扎	阻止精子进入女性生殖道
甾体激素避孕、杀精剂、阴道隔膜	阻止精子进入子宫颈
输卵管结扎	阻止精卵相遇
宫内节育器	阻止受精
宫内节育器、甾体激素避孕	阻止受精卵着床
自然避孕法	时间差

第一节　甾体激素避孕

一、概述

甾体激素避孕（Hormone Contraception）指使用甾体激素阻断受孕条件以达到避孕的目的，目前主要用于女性避孕，对男性尚未推广应用。甾体激素避孕药的激素成分包括雌激素和孕激素，临床应用已近60年。

（一）避孕机制

甾体激素避孕作用于妊娠的整个环节，且作用位点高，因此正确使用避孕有效率高。其避孕机制包括以下几个方面：

1. 抑制排卵：雌孕激素负反馈抑制下丘脑释放促性腺激素释放激素和垂体促性腺激素，抑制卵泡的生长、成熟和排卵。

2. 改变宫颈黏液的性状：孕激素可使宫颈黏液量减少和变得黏稠，不利于精子穿透。

3. 改变子宫内膜环境：孕激素抑制子宫内膜的增生，使子宫内膜腺体和间质提前发生类似分泌期的变化，腺体发育不良、间质蜕膜样变、内膜变薄等，不利于受精卵着床。

4. 改变输卵管的蠕动：使受精卵的运行速度与子宫内膜的发育不同步，从而干扰受精卵着床。

不同种类的甾体激素避孕机制的侧重点可能不同。

（二）甾体激素避孕药使用的激素

甾体激素避孕药使用的激素主要是人工合成的高效雌激素、孕激素，且以孕激素为主，雌激素主要用于维持子宫内膜，防止突破性出血。避孕药中的雌激素主要是乙炔雌二醇（炔雌醇），孕激素包括 17－羟孕酮衍生物、19－去甲基睾丸酮衍生物、17α－螺甾内酯衍生物，不同的孕激素具有各自的特点，使避孕药的避孕效果稳定，减少不良反应，同时还具有一些其他益处。避孕药可保护女性生殖健康。避孕药中雌激素、孕激素的分类见表 3－2。

表 3-2　避孕药中雌激素、孕激素的分类

雌激素		孕激素		
合成雌激素	天然雌激素	17－羟孕酮衍生物	19－去甲基睾丸酮衍生物	17α－螺甾内酯衍生物
炔雌醇	戊酸雌二醇	甲地孕酮	炔诺酮	屈螺酮
炔雌醇环戊醚		环丙孕酮	炔诺孕酮	
		甲羟孕酮	左炔诺孕酮	
		氯地孕酮	去氧孕烯	
		地诺孕素	孕二烯酮	
			诺孕酯	

（三）甾体激素避孕药的种类

甾体激素避孕药种类繁多，适用于不同的需求。给药途径有口服、注射、阴道给药、宫腔给药、经皮给药。甾体激素避孕药按作用时间可分为短效、长效、速效、缓释类，另外还有用作避孕失败的补救措施的紧急避孕药；根据激素种类，可分为雌孕复方制剂和单孕激素避孕药。最常用的是复方短效口服避孕药，这是本章介绍的重点。

二、复方短效口服避孕药（Combined Oral Contraceptive，COC）

（一）概述

复方短效口服避孕药是由人工合成的雌激素和孕激素组成的复合制剂，临床应用已有 60 年。20 世纪 50 年代，美国的 Pincus 等学者用人工合成的孕激素抑制排卵，为早期的单孕激素避孕药（POP）。由于仅包含孕激素成分，突破性出血的发生率较高，加用雌激素后可减少出血和增强避孕效果，于是制成复方短效口服避孕药（COC）。20 世纪 60 年代初期，我国即开始研制复方短效口服避孕药。最初的避孕药每片含雌激素炔雌醇 150μg，女性服用后头昏及恶心等不良反应的发生率较高，约有 10% 的服用者出现肝功能损害。对此我国学者进行了雌激素减量试验，经不断研究改进，将药量减至 1/2，以后又减至 1/4，不仅避孕效果好，且不良反应发生率降低，肝功能损害减少。1967 年，1/4 量片剂通过国家科学技术委员会鉴定后在全国推广使用。1985 年后新一代孕激素（孕二烯酮、去氧孕烯等）被合成出来，这些孕激素表现出很强的孕激素活性和较小的雄激素效应，经配伍炔雌醇后，研制出第三代口服避孕药（敏定偶、妈富隆、达英－35等），避孕效果高达 99.8%，不良反应发生率更低。近年国外合成了第三代孕激素——屈螺酮，用屈螺酮配伍炔雌醇制成的新型避孕药（优思明），可减少体液潴留，不增加体重，继而又推出低雌激素口服避孕药（优思悦及美辛乐），以减少雌激素对胃肠的作用，减少血栓性疾病。目前含天然雌激素的复方短效口服避孕药已问世。

（二）常用种类

常用复方短效口服避孕药种类及雌激素、孕激素含量见表 3-3。

表 3-3　常用复方口服短效避孕药种类及雌激素、孕激素含量

通用名	商品名	雌激素（μg）	孕激素（mg）	类型
复方炔诺酮避孕片	避孕片 1 号	炔雌醇（35）	炔诺酮（0.625）	
复方甲地孕酮	避孕片 2 号	炔雌醇（35）	甲地孕酮（1.0）	
复方避孕片 0 号	复方避孕片 0 号	炔雌醇（35）	炔诺酮（0.3）/甲地孕酮（0.5）	
复方炔诺孕酮片	复方 18 甲	炔雌醇（30）	炔诺孕酮（0.3）	
复方左炔诺孕酮片	复方左旋 18 甲	炔雌醇（30）	左炔诺孕酮（0.15）	
炔雌醇环丙酸孕酮片	达英－35	炔雌醇（35）	环丙酸孕酮（2.0）	单相
复方孕二烯酮片	敏定偶	炔雌醇（30）	孕二烯酮（0.075）	
去氧孕烯炔雌醇片	妈富隆	炔雌醇（30）	去氧孕烯（0.15）	
去氧孕烯炔雌醇片	美欣乐（欣妈富隆）	炔雌醇（20）	去氧孕烯（0.15）	
屈螺酮炔雌醇片	优思明	炔雌醇（30）	屈螺酮（3.0）	
屈螺酮炔雌醇片	优思悦	炔雌醇（20）	屈螺酮（2.0）	

通用名	商品名	雌激素（μg）	孕激素（mg）	类型
左炔诺孕酮炔雌醇	三相避孕片/特居乐	炔雌醇	左炔诺孕酮	三相
	第1~6片	0.05	30	
	第7~11片	0.07	40	
	第12~21片	0.10	30	

（三）避孕效果

短效口服避孕药在正确使用的情况下有效率达99%以上。由于需要每天服药，常会因漏服或不规则服药导致避孕失败。复方制剂在超过规定服药时间12小时后避孕效果可能受影响。服药后几小时内呕吐，也可能因影响药物吸收而降低效果。另一种影响避孕效果的因素是同时服用其他药物，如巴比妥类、利福平及一些抗癫痫药，可通过诱导肝酶而加速避孕药代谢，或应用抗生素改变了肠道菌群，减少药物吸收，影响避孕效果。诸多影响因素使得实际使用中避孕有效率为90%~92%。

（四）适应证和禁忌证

1. 适应证：处于生育年龄的健康妇女在月经后、产后、流产后等情况下在排除禁忌证后均可使用避孕药。

2. 禁忌证：对药物过敏者，有血栓栓塞病史者（如心肌梗死、脑卒中等），黄疸或严重肝肾疾病患者，已知或怀疑有乳腺癌、生殖系统恶性肿瘤者，原因不明的阴道出血者，妊娠或怀疑妊娠者，哺乳期，精神病患者，>35岁的吸烟者，有偏头痛发作史者。

3. 慎用：糖尿病、高血压、高脂血症、抑郁症、肥胖症患者，体液潴留者，有乳腺癌家族史及乳腺癌术后。

（五）用法

复方短效口服避孕药需要每天服用。需按照月经周期规律服药，不能随意在任意一天开始服用，也不能随意停用。所有复方短效口服避孕药的服用方法相似，服用一个月避孕一个月，停药即恢复生育力。

1. 国产短效避孕药（复方炔诺酮片、复方甲地孕酮片和复方左炔诺酮片）：从月经周期第5天开始用药，每天1片，连用22天，一般在停药第1~5天来月经，在月经的第5天开始下个周期的用药。

2. 复方左炔诺孕酮三相片：月经来潮的第1天开始依次服药，每天定时服用1片，先服黄色片6天，再服白色片5天，最后服用棕色片10天，共服用21天，停药第8天开始下个周期的用药。

3. 妈富隆、敏定偶、达英-35、优思明等：第1个服药周期从月经第1天开始用药，每天定时服用1片，连用21天，停药7天，在第8天开始下个周期的用药。

4. 优思悦：由24个活性片和4个空白片组成，在月经第1天开始服用，每天1片，不停药，先服用活性片再服用空白片，服完后不停药，第 2 天即开始服用下一周期的活性片。

所有的复方短效口服避孕药第一个周期均可以在月经周期的第一天开始服用。

（六）用药注意事项

1. 漏服：如漏服 1 片药未超过 12 小时应立即补服，当晚仍要服用 1 片药，以免影响避孕效果和引起突破性出血，以后继续按时服药，完成本周期的药量。超过 12 小时或漏服 2 片以上，除立即补服 1 片外，剩余药片数在 7 片及以上时，可继续服药，同时采用其他避孕措施，如剩余药片不足 7 片，可在常规服用完本周期的药片后紧接着服用下个周期的药片。

2. 如停药 7 天仍无月经来潮，在排除妊娠后于停药第 8 天开始下个周期的用药。如连续 2 个周期无月经来潮，应停药检查原因，再决定是否继续用药。

3. 最好在睡前或饭前服药，以减少恶心等不良反应，每天服药时间应相对固定，以保持体内药物浓度相对稳定。

（七）常见的不良反应及处理

1. 类早孕反应：少数妇女在服药初期可能出现轻度恶心、呕吐、头晕乏力、嗜睡等类似早孕的反应，常在服药的第 1 个周期和第 2 个周期发生，一般可自行恢复，不需特殊处理。症状较重者可服用维生素 B_6 10mg，每天 3 次，服用 3~5 天。

2. 突破性出血：服药期间阴道出血称为突破性出血，可能与漏服或激素量不足无法维持子宫内膜有关。轻者点滴出血无需处理，随着使用时间延长可自行消失；出血较多者如发生在服药周期的前半期，可临时加用炔雌醇 5~10μg/d，直至完成本周期的药量。如发生在后半期可每天服用两片避孕药，下一周期可选用雌激素含量较高的药物或改用其他避孕方法。

3. 体重变化：少数妇女可能有体重的增加，尤其是年龄不到 20 岁的少女，但不影响健康。目前临床应用的新一代避孕药对体重影响较小。

4. 其他：偶有乳房胀痛，一般无需处理，随着用药时间的延长可自行消退。

（八）复方短效口服避孕药（COC）的非避孕益处

1. 治疗异常子宫出血：COC 常用于排卵障碍异常子宫出血的止血和周期调整。研究发现，COC 的止血效果较单纯雌激素或孕激素更好。一般在止血后用 COC 调整月经周期 3~6 个月，对于月经过多者能减少出血量，缩短经期，预防和减少贫血。

2. 抗雄激素：COC 可通过多种途径抗雄激素，能有效抑制垂体 LH 的合成和分泌，使雄激素的产生受到抑制，其中的炔雌醇可促进肝脏产生性激素结合球蛋白（SHBG），降低血液循环中的游离雄激素，因此 COC 有一定的抗雄激素作用。达英-35 中的环丙酸孕酮还可与雄激素的靶器官竞争雄激素受体，其适应证包括妇女雄激素依赖性疾病、多囊卵巢综合征、痤疮、多毛等。

3. 在治疗子宫内膜异位症中的应用：COC 是原发性痛经和子宫内膜异位症相关疼

痛的一线治疗药物，并能够治疗子宫腺肌病相关疼痛和月经量增多，可选择周期性用药或连续用药。COC 可以预防子宫内膜异位症手术后疼痛和异位囊肿的复发，但不推荐将其用于子宫内膜异位症合并不孕的患者。

4. 对子宫肌瘤的作用：COC 不影响子宫肌瘤生长，也不能缩小子宫肌瘤的体积，但可以减少月经量并控制月经周期，子宫肌瘤患者可以酌情使用 COC。

5. 对盆腔炎症（PID）的作用：COC 可以通过多种途径减少 PID 的发生、发展。COC 的孕激素成分使子宫颈黏液的黏度增加，不利于细菌生长，子宫颈黏液栓的形成可以抑制细菌的上行感染途径，减少 PID 的发生。规律使用 COC 可以减少月经量及降低 AUB 的发生率，从而减少 PID 发生的机会。COC 的使用可以减少非意愿妊娠的发生及终止妊娠手术，在一定程度上减少了宫腔操作，减少 PID 的发生机会。

6. 对子宫内膜息肉的作用：COC 是子宫内膜息肉的保护性因素。育龄期妇女子宫内膜息肉保守治疗可以选择 COC，使用 3~6 个月。宫腔镜子宫内膜息肉切除术（TCRP）后联合 COC 治疗 3~6 个月可减少子宫内膜息肉的复发。

7. 其他：能减少卵巢癌、子宫内膜癌、乳腺良性肿瘤、宫外孕、功能性卵巢囊肿等的发生。

（九）避孕药与其他药物的相互作用

1. 避孕药对其他药物的影响。

（1）降血糖药：COC 对少部分患者的糖代谢有一定影响，长期使用能够导致这部分患者糖耐量降低，血糖升高，降低胰岛素及口服降糖药的疗效，因此可以适当增加降血糖药的剂量。

（2）抗凝药及抗纤溶药：COC 可降低双香豆素的抗凝作用，与抗凝药合用时需要调整抗凝药的用药剂量。COC 与抗纤溶药合用会增加血栓的风险。

（3）三环类抗抑郁药：COC 可增强三环类抗抑郁药的效果。

（4）环孢素：COC 可降低环孢素的消除速率，两药合用可使环孢素血药浓度上升并增强其肝毒性。

（5）糖皮质激素：COC 中的雌激素成分可以增加血清中糖皮质激素结合球蛋白，使糖皮质激素代谢变慢，延长糖皮质激素的作用时间，增强糖皮质激素的功能，但其不良反应的发生率也大为增加。因此，服用 COC 的妇女如需并用糖皮质激素，应适当减少剂量。

（6）解热镇痛药：COC 可增强扑热息痛与葡萄糖醛酸的结合能力，从而加速扑热息痛的排泄，降低药效。

（7）降压药：COC 可降低降压药如利血平、胍乙啶、肼苯达嗪、优降宁、氯压啶的疗效，甚至加重病情。

（8）维生素：COC 与维生素 A 合用，可使血浆中维生素 A 浓度升高，长期合用时应注意避免维生素 A 中毒。与维生素 B_6 合用时，雌激素可促进维生素 B_6 的消耗和排泄，并可诱发抑郁症，应加大维生素 B_6 的剂量。COC 可使机体对维生素 B_2 的需求量增加，还可使维生素 B_{12}、叶酸、维生素 C 吸收减少并加速代谢，因此在服用避孕药时应适当补充这类维生素。

2. 其他药物对避孕药的影响。

(1) 肝酶诱导剂：利福平、苯妥英、巴比妥类、扑米酮、卡马西平，可能还包括奥卡西平、托吡酯、非尔氨酯、利托纳韦、灰黄霉素、非那西丁及唑吡酮类镇痛药。COC主要经肝微粒体细胞色素 P450 同工酶代谢，诱导微粒体酶的药物，可以造成性激素清除增加，从而降低避孕药的血药浓度，降低避孕药的效果，使避孕的可靠性降低。

(2) 肝酶抑制剂：阿司匹林、氯霉素、西咪替丁、氢化可的松、异烟肼、保泰松、蛋白酶、哌甲酯、地西泮、氯羟地西泮、醋竹桃霉素等。它们可增加血中的甾体激素水平，增加口服避孕药的不良反应。大剂量的乙酰氨基酚和维生素 C 也会增加血雌激素水平。

(3) 抗菌药物：青霉素、氨苄西林、四环素等。抗菌药物能抑制肠内细菌增生，减少激素结合物的分解，减少肝肠循环。氨苄西林可破坏肠道正常菌群，使肝肠循环中的甾体代谢物无法恢复成活性物质，可能导致避孕失败。

(4) 其他：维生素 C 可使炔雌醇的生物利用度明显提高。

(十) 避孕药的安全性

1. 对生育的影响。

(1) 避孕药对生育力无影响，停用后即可恢复生理周期和生育力，停药后第一个月经周期即可恢复排卵，恢复生育功能，并且某些药对生育力还具有保护作用。

(2) 避孕药不会增加胎儿先天性畸形的风险，妊娠期间误服或服药期间妊娠不会导致新生儿畸形。对停用后的妊娠也无影响，停药后即可妊娠，无需等待 3～6 个月。

2. 对心血管疾病的影响。

(1) 静脉血栓栓塞（Venous Thromboembolism，VTE）发生的风险与多种因素有关，包括高龄、肥胖、妊娠或产后、凝血因子基因突变、VTE 家族和个人史、使用雌激素和孕激素、制动、手术或意外、长途飞行等。COC 中雌激素的剂量与 VTE 发生风险有关，降低 COC 中的雌激素含量，能明显降低 VTE 的发生风险。WHO、FDA 和国际计划生育联合会（IPPF）建议使用低剂量 COC，即 COC 中炔雌醇含量≤35μg。VTE 是使用低剂量 COC 的一种罕见不良事件，VTE 发生风险显著低于妊娠和产后。使用 COC 的初期（第 1 年）VTE 发生风险最高，使用时间越长，其风险越低，若使用间断 4 周以上，则再次使用的初期风险也会增加。

(2) 动脉血管栓塞（Artery Thromboembolism，ATE）发生的风险与多种因素有关，主要包括高龄、吸烟、高血压、肥胖、糖尿病、脂代谢异常等。COC 使用者中所有类型的动脉事件总发生率非常低。识别危险因素是降低使用 COC 妇女 ATE 发生风险的关键。

3. 对肿瘤的影响。

(1) 乳腺癌：对于 COC 的使用情况与乳腺癌的风险关系，不同研究的结论不一，大多数研究认为，无论近期还是以前使用过 COC，乳腺癌的发生率均与同龄的未使用者无明显差异或仅轻微增加。长期使用 COC 的妇女中，乳腺癌的发生率也未增加或仅轻微增加。即使在那些显示使用 COC 后妇女乳腺癌发生率轻微增加的研究中，这种风险也会在停用 COC 10 年后逐渐消失。有乳腺癌家族史的妇女使用 COC 后，其乳腺癌的发生率并未进一步增加。总之，COC 不增加或仅轻微增加乳腺癌的发生风险，对有乳腺癌家族史的妇女，根据 WHO《避孕方法选用的医学标准（第 4 版）》，可以合理选择使用 COC。所有使用 COC 者均需定期进行乳腺检查。

（2）卵巢癌：COC 可降低上皮性卵巢癌的发生风险。首次服用的年龄越早，服用时间越长，卵巢癌的发生风险越低。这种风险降低的情况在停用 COC 后可持续近 30 年。

（3）子宫内膜癌：COC 可显著降低子宫内膜癌的发生风险。随着使用 COC 的时间延长，预防子宫内膜癌的作用也逐渐增加，即使停用 COC 多年后，预防子宫内膜癌的作用仍持续存在。

（4）宫颈癌：COC 使用者宫颈癌的发生风险增加，但 COC 不是宫颈癌的主要危险因素，持续高危型 HPV 感染才是宫颈癌发生的主要危险因素。COC 仅增加了感染 HPV 的妇女发生宫颈癌的风险，对未感染 HPV 的妇女并无影响。避孕套、宫内节育器、宫内缓释系统均不增加宫颈癌的发生风险，而使用 COC 的妇女不会再同时使用避孕套，从而增加了 HPV 的暴露。有学者认为雌激素、孕激素可增加某些 HPV 的基因表达，并通过病毒基因组的激素应答及受体调节刺激子宫颈细胞增生；也有学者认为雌激素、孕激素与免疫功能有一定关系。COC 增加了使用者 HPV 暴露的机会，从而增加了宫颈癌的发生风险。建议使用 COC 的妇女 1 年至少进行 1 次宫颈癌筛查，尤其是使用超过 5 年的妇女。

（5）结直肠癌：据报道，使用 COC 的妇女与从未使用过 COC 的妇女相比，结直肠癌的发病风险降低 15％左右。

三、避孕药缓释系统

缓释系统（Delivery System）是指一次给药或使用后，药物通过控制释放系统达到每天释放一定的药量，在体内维持相对恒定的有效水平，维持长效作用，同时能避免口服药初期过高的血药峰值所引起的不良反应和肝脏代谢的首过效应。缓释系统具有高效、长效、简便、可逆、安全的优点。

（一）皮下埋植避孕

皮下埋植避孕是长效可逆的避孕方法，是缓释避孕方式之一。皮下埋植剂是将孕激素与硅橡胶或塑胶等缓释材料制成小棒或胶囊，通过特定的植入工具将其植入上臂内侧皮下，植入后药物缓慢、恒定地释放入血而发挥长期避孕的作用。

1. 皮下埋植剂分类。

国内外使用的皮下埋植避孕产品主要有 5 种，见表 3-4。

表3-4　皮下埋植避孕产品

名称	孕激素类型及含量	数量（根）	避孕有效期
Norplant	左炔诺孕酮216mg	6	FDA批准为5年
Jadelle	左炔诺孕酮150mg	2	FDA批准为3年，11个国家批准为5年
依伴依（Implanon）	依托孕烯68mg	1	SFDA及FDA批准为3年
左炔诺孕酮硅胶棒	左炔诺孕酮216mg	6	中国部分省（市、区）药品监督管理局批准为7年
左炔诺孕酮硅胶棒	左炔诺孕酮150mg	2	中国部分省（市、区）药品监督管理局批准为4年

2. 皮下埋植避孕的优势。

（1）高效：有效率＞99.5％。

（2）长效：一次皮下埋植避孕可持续3～7年。

（3）简便：一旦皮下埋植后在有效期内无需采取任何其他避孕措施。

（4）可逆：取出后能迅速恢复生育能力。

（5）单孕激素：哺乳期和有雌激素禁忌的妇女均可使用。

（6）非避孕的健康益处：皮下埋植剂可改善痛经和月经过多。

（7）植于前臂皮下，不干扰生殖器，可减少感染及并发症。

3. 皮下埋植避孕的不良反应。

皮下埋植剂安全性良好，不良反应发生率较低。同所有单孕激素避孕产品一样，出血模式改变是此类避孕方式的常见现象，也是导致停用的主要原因。

激素相关不良反应有头痛、体重增加、情绪改变、痤疮、卵泡增大（功能性卵巢囊肿）等。

（二）宫内缓释系统

目前临床常用左炔诺孕酮宫内缓释系统（LNG-IUS），商品名为"曼月乐"（Mirena），1990年在芬兰上市，2000年在中国上市，目前已在100多个国家使用。其纵壁含52mg左炔诺孕酮，植入宫腔后每天恒定释放20μg的左炔诺孕酮，局部药物浓度明显高于血药浓度，主要的避孕作用在局部，有效时间为5年。

1. 避孕机制：LNG-IUS通过药物和宫腔异物的双重干扰作用而达到避孕目的。其避孕作用表现为：使宫颈黏液稠厚，干扰精子通过；下调雌激素受体、孕激素受体敏感性，抑制子宫内膜增生从而影响着床；抑制精卵结合。

2. 避孕效果：LNG-IUS的避孕效果明显优于含铜IUD。WHO最早统计含铜IUD使用第一年的比尔指数为0.5，而LNG-IUS使用第一年的比尔指数为0.1，等同于女性绝育术的避孕效果。LNG-IUS使用第一年的妊娠率约为0.2％，5年的累积妊娠率为0.5％～1.1％。

3. 不良反应。

（1）最常见的不良反应为阴道不规则出血，与其他单孕激素避孕产品相似，一般不影响生活质量。发生机制可能是节育器机械性压迫造成血管内皮损伤，雌激素受体合成受抑制使子宫内膜局部凝血功能减弱，LNG 的局部作用使宫壁血管脆性增加，引起点滴出血。此症状会随着时间的推移而消失。

（2）国内外均有文献报道少数人放置 LNG-IUS 后会出现卵巢囊肿，但 3 个月后复查时均消失，这可能与低剂量的 LNG 引起卵泡未破裂黄素化或未成熟卵泡排卵等卵泡发育的动力学改变有关。LNG 对子宫内膜的抑制作用强于卵巢，引起的卵巢囊肿为生理性，对人体无任何影响，亦不影响正常排卵。

（3）闭经：大约 20％的使用者可能出现闭经。有学者检测了 17 例放置 LNG-IUS后发生闭经患者的血清激素水平，发现其与对照组无明显差异。所有患者在取出 1～4 个月后月经自然恢复，证实闭经源于药物对子宫内膜的局部作用，对全身内分泌功能影响小，相当于暂时性子宫性闭经。在取出 LNG-IUS 后子宫内膜的形态及功能迅速恢复正常，其生育功能也迅速恢复。

（4）国外学者对 LNG-IUS 在避孕中的应用进行统计分析发现，其子宫穿孔率及感染率低，且不会增加心血管疾病及乳腺癌的发病率，更不会对骨密度造成影响。但凝血分析发现个别指标存在异常改变，虽无明显临床症状，对于有血栓风险的患者，仍应谨慎选用。

（三）阴道避孕环

将含药物的装置放在阴道内，通过阴道黏膜吸收进入局部或全身血液循环的一类制剂，称为阴道给药系统（Vaginal Drug Delivery Systems），常用于杀菌消毒、避孕、引产、抗癌等。该方法可避免口服的消化道吸收和肝脏的首过效应，提高了药物的生物利用度，避免了胃肠不良反应。阴道避孕环（Contraception Vagina Ring，CVR）是 20 世纪 70 年代初发展起来的一种避孕药具。将雌激素、孕激素置于无活性的载体上，最常用的是医用硅橡胶，制成圆形环置入阴道内，通过载体的微孔恒定、缓慢地释放激素，通过阴道黏膜吸收入血，以达到避孕的目的。根据阴道避孕环内的含药种类、释放量及环在阴道内的留置时间，阴道避孕环可分为间断使用的阴道避孕环和连续使用的阴道避孕环两类。前者每个月经周期中放入阴道内的时间为 21～28 天，后者可连续放置 3～12 个月，月经期不取出。

1. 阴道避孕环的优点。

阴道避孕环给药方式简单，患者不需要特殊训练即可自行安放取出。大大提高了依从性。阴道避孕环可避免胃肠吸收和肝脏的首过效应，提高药物的生物利用度，具有高效性（相似或优于口服片剂），同时可避免片剂漏服引起的避孕失败，并可达到长期避孕的效果。与口服避孕药相比，阴道避孕环可降低头痛、恶心、乳房疼痛等的发生率，其可接受性、耐受性较高，但对阴道可能有一定的刺激性。

阴道避孕环的适应范围较广，一般育龄妇女均可使用，但患有阴道壁松弛、子宫脱垂、膀胱膨出以及生殖器肿瘤的妇女不宜使用。

2. 阴道避孕环的种类。

常见的阴道避孕环见表 3-5。国内可供使用的产品不多。

表 3-5　常见的阴道避孕环

名称	雌激素含量	孕激素含量	使用时间
依托孕烯炔雌醇阴道环（NuvaRing）（舞悠）	炔雌醇 2.7mg	依托孕烯 11.7mg	使用 3 周，停用 1 周，换用下一只
醋酸甲地孕酮硅胶环		醋酸甲地孕酮 250mg 或 200mg	连续使用 1 年
左炔诺孕酮阴道避孕环		左炔诺孕酮 5mg	5 年
Progering		每天释放 10mg 黄体酮	3 个月

（四）透皮避孕贴剂

Ortho Evra 是首个上市的透皮避孕贴剂，2001 年获得美国 FDA 批准。该贴剂为雌孕激素复方制剂，含炔雌醇（EE）0.75mg 和诺孕曲明（NGMN）6.0mg，给药后可使血药浓度维持在稳定的范围内。EE 的药动学差异是否会引起严重的不良反应尚不清楚，但 EE 暴露的增多可能会增加静脉血栓的风险。临床应用避孕失败率为 0.6%。与 COC 相比满意度和耐受性增加。24 小时向血液中释放诺孕曲明 150μg 和炔雌醇 20μg，使用时可贴于下腹部、臀部、上躯干或上臂，每剂连续贴 7 天，每月连续使用 3 贴，停用一周。

（五）微球和微囊缓释避孕针

采用可降解的高分子聚合体与甾体激素制成微球（混合）或微囊（包裹），注入皮下，缓慢释放甾体激素，达到避孕的目的。国产有复方甲地孕酮微囊，含戊酸雌二醇 5mg、甲地孕酮 15mg，每月皮下注射一次。

（六）长效避孕药

1. 复方长效口服避孕药。

复方长效口服避孕药由长效雌激素和人工合成孕激素配伍制成，服药 1 次可避孕 1 个月。长效雌激素为炔雌醚（CEE），口服后被胃肠道吸收，储存于脂肪组织内，缓慢释放出炔雌醇，起长效避孕作用。其优点为使用较方便、简单。但长效 COC 中雌激素、孕激素含量大，不良反应相对较多，不推荐首选使用，目前已较少应用。

服用方法：于月经的当天算起，第 5 天午饭后服药一次，间隔 20 天服第二次，或月经第 5 天及第 10 天各服 1 片，以后均以第二次服药日期为准，每月服 1 片，一般在服药后 6～12 天有撤退性出血。由短效避孕药改服长效避孕药时，可在服完 22 片后的第二天接服长效避孕药 1 片，以后每月按开始服长效避孕药的同一日期服药 1 片。

和短效避孕药不同，如需妊娠应停药 6 个月，并且停药时需改用复方短效口服避孕药 3 个月过渡，否则可能发生月经紊乱。

2. 长效避孕针。

长效避孕针在雌激素、孕激素的结构进行改造（如酯化等），使药物能够储存于局部，缓慢释放后吸收，维持长效避孕作用。长效避孕针包括复方雌孕激素长效避孕针和单纯孕激素长效避孕针两大类，主要通过抑制排卵而发挥避孕作用，肌肉注射 1 次可避孕 1～3 个月，有效率达 98% 以上。注射可以避免口服给药的首过效应及胃肠反应，使用方便、安全。长效避孕针的种类见表 3-6。

表 3-6　长效避孕针的种类

名称	雌激素	孕激素	给药途径
醋酸甲羟孕酮避孕针	—	醋酸甲羟孕酮 150mg	肌肉注射
庚炔诺酮注射液	—	庚炔诺酮 200mg	肌肉注射
复方己酸孕酮	戊酸雌二醇 5mg	己酸孕酮 250mg	肌肉注射
复方庚炔诺酮避孕针	戊酸雌二醇 5mg	庚炔诺酮 50mg	肌肉注射
复方甲羟孕酮注射针	环戊丙酸雌二醇 5mg	醋酸甲羟孕酮 25mg	肌肉注射
复方甲地孕酮避孕针	17β－雌二醇 3.5mg	甲地孕酮 25mg	肌肉注射

（1）复方雌孕激素长效避孕针：复方雌孕激素长效避孕针与复方短效口服避孕药中合成的炔雌醇相比，所含的天然雌激素更接近生理状态，活性较低，相对剂量较大。对复方雌孕激素长效避孕针的短期研究结果显示，其对血压、出血和凝血、脂代谢和肝功能的影响甚微。

复方雌孕激素长效避孕针包括 Deladroxate®（含双羟孕酮缩苯乙酮 150mg 和庚酸雌二醇 10mg，可避孕 1 个月）、Mesigyna®（含庚炔孕酮 50mg 和戊酸雌二醇 5mg，可避孕 1 个月）、Cyclofem®（含醋酸甲羟孕酮 25mg 和环戊丙酸雌二醇 5mg，可避孕 1 个月）、美尔伊避孕针（含甲地孕酮 25mg 和雌二醇 3.5mg，可避孕 1 个月）、避孕针 1 号（含己酸孕酮 250mg 和戊酸雌二醇 5mg，可避孕 1 个月）等。

（2）单纯孕激素长效避孕针：包括醋酸甲孕酮微晶混悬液注射液（Depot Medroxyprogesterone Acetate，DMPA）（又称狄波－普维拉）和炔诺酮庚酸酯注射液（Norethisterone Enanthate，NET-EN）两种，适用于哺乳期的妇女和不能使用雌激素的妇女。我国使用的单纯孕激素长效避孕针为 DMPA，每支含醋酸甲羟孕酮 150mg，避孕有效率为 99.7％。使用 1 年后有 30％~55％的妇女发生闭经，出现低雌激素状态，骨密度降低，一般使用不超过 2 年。

（七）探亲避孕药

探亲避孕药（Vacation Pill）主要为两地分居的夫妻探亲时使用，无需考虑月经周期，可以在探亲当日开始使用，一般连用 10~14 天，如果探亲未结束，可接着改服复方短效口服避孕药。探亲避孕药的主要作用机制是抗着床，药物剂量较大，现已很少使用。

1. 孕激素制剂于探视前一天或者当日中午起服用一片，此后每晚服一片，至少连服 10~14 天。如果需要，可以接着改服复方短效口服避孕药。

2. 非孕激素制剂双炔失碳酯肠溶片，又称事后片，于第一次性交后立即服 1 片，次日清晨加服 1 片，以后每天 1 片，每月不少于 12 片。如果探亲结束时还未服完 12 片，则需继续每天服 1 片，直至服满 12 片。

探亲避孕药的种类见表 3-7。

表 3-7 探亲避孕药的种类

名称	孕激素含量	用药途径
炔诺酮探亲片	炔诺酮 5mg	口服
甲地孕酮探亲避孕片 1 号	甲地孕酮 2mg	口服
炔诺孕酮探亲避孕片	炔诺孕酮 3mg	口服
53 号避孕药	双炔失碳酯 7.5mg	口服

四、紧急避孕药

紧急避孕药（Morning-after Pill）包括甾体激素类紧急避孕药和非甾体激素类紧急避孕药，主要成分为孕激素及抗孕激素米非司酮，其避孕机制为：抑制或延迟卵泡发育和排卵；抑制黄体功能；改变子宫内膜的功能与形态，抗着床；增加宫颈黏液黏稠度，阻止精子穿透。需注意：紧急避孕药不是常规的避孕方法，且仅对此次性行为有避孕效果，以后如再发生性行为，则需要采取可靠的避孕措施。紧急避孕药因剂量较大，不良反应较短效避孕药大。

目前常用的紧急避孕药见表 3-8。

表 3-8 常用的紧急避孕药

名称	成分	剂型	用法	有效率（%）
司米安（米非司酮）	米非司酮 10~25mg	片剂	无保护性交或避孕失败后，120 小时（5 天）内口服 1 片或遵医嘱服用	98
毓婷/惠婷/金宵/保仕婷	左旋 18 炔诺孕酮 0.75mg	片剂	无保护性交或避孕失败后，72 小时（3 天）内口服 1 片，间隔 12 小时再服 1 片，共服用 2 片	98
金毓婷/安婷/金保仕婷	左旋 18 甲基炔诺酮 1.5mg	片剂	无保护性交或避孕失败后，72 小时（3 天）内口服 1 片	98
复方 18 甲基炔诺酮短效口服药	炔雌醇 0.03mg、甲基炔诺酮 0.15mg	滴丸、片剂	无保护性交或避孕失败后，72 小时（3 天）内 1 次口服 4 片（丸），间隔 12 小时后再服 4 片（丸），共口服 8 片（丸）	97~99
53 号探亲避孕片（双炔失碳酯）	双炔失碳酯 7.5mg、咖啡因 20mg、维生素 B₆ 30mg	片剂	无保护性交或避孕失败后，于第二天早、晚各服 1 片，以后每晚服 1 片，连服 3 天，然后每隔 1 晚服 1 片，连服 3 次，全程共服 8 片。药片宜完整吞服	99

不良反应及其处理：

1. 恶心、呕吐：一般不超过 24 小时，无需特殊处理。可在晚饭后或临睡前服药，如在口服避孕药 1 小时内呕吐，应该尽快补服 1 次。

2. 月经改变：月经周期缩短或延长，若延迟 1 周，应做妊娠试验以排除妊娠。少数育龄妇女服药后会出现点滴样出血，一般无需处理，随时间推延可消失。

3. 其他：在服药 24 小时内可能出现乳房胀痛、头痛、头晕、乏力等症状，一般较轻，无需处理，24 小时后可自行消失。

第二节　宫内节育器具

一、概述

宫内节育器具（Intrauterine Contraceptive，IUC）包括宫内节育器（Intrauterine Device，IUD）和宫内节育器缓释系统（Intrauterine System，IUS），是放置在子宫腔内的避孕器具，通过抗受精并阻止受精卵着床而达到避孕目的，是一种长期、安全、有效、简便、经济、可逆的避孕方法，需要妊娠时可取出而不影响生育。我国自 20 世纪 50 年代末期从日本引进宫内节育器具，在临床广泛推广使用。根据 WHO 1998 年的年度报告，亚洲使用 IUD 的妇女占全球使用者的 75%，2002 年 WHO 统计全世界有 1.56 亿妇女使用。该方法是我国育龄妇女主要使用的避孕方法，近年来使用率逐年上升。目前国内使用的宫内节育器有 22 种，共 84 个型号。推荐使用的 IUD 有 Tcu380A、Tcu220、MLcu375、Vcu200、宫铜 200 等。在第 4 次 IUD 国际会议上根据妊娠率将活性 IUD 分为 3 类：第 1 类放置后 1 年妊娠率为 2%～3%，第 2 类妊娠率为 1%～2%，第 3 类妊娠率低于 1%。1995 年国家计划生育委员会制定出我国优选 IUD 的标准：①放置 1 年时的妊娠率<2%，脱落率<4%，因症取出率<4%；②放置 2 年的妊娠率<3%，脱落率<6%，因症取出率<6%。月经过多和痛经者宜选用释放孕激素的宫内节育器缓释系统，易脱环者建议放置固定式宫内节育器。

二、分类

宫内节育器分为惰性宫内节育器和活性宫内节育器两类。惰性宫内节育器是指不释放金属离子和药物的节育器。是国内应用最早、使用最广泛的一类宫内节育器。主要有金属单环、不锈钢麻花环、金塑混合环、塑料节育花等，由于避孕效果较差和脱落率较高，我国已于 1993 年停止生产和使用。活性宫内节育器是指在节育器上添加抗生育活性的物质，以提高避孕效果和减少不良反应。主要有带铜宫内节育器和带药或带药铜宫内节育器。本节主要叙述活性宫内节育器。

（一）带铜宫内节育器

1. 带铜 T 形宫内节育器：是我国目前首选的宫内节育器，在 T 形塑料支架的纵臂与两侧横臂上分别绕有铜丝或铜套，根据铜丝或铜套露在宫腔内的表面积分为 Tcu200、Tcu220（图 3-1）和 Tcu380，代表铜的表面积分别为 $200mm^2$、$220mm^2$ 和 $380mm^2$。避孕效果与铜的表面积呈正比，铜的表面积过大时出血等不良反应也相应增加。目前主张采用铜表面积在 300mm² 以上的宫内节育器。

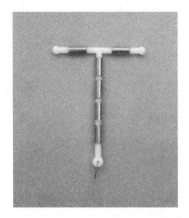

图 3-1　Tcu220

2. 新体 380（Tcu-380Ag）（图 3-2）：铜丝中含银芯的 T 形结构，能适应宫缩，保持宫内节育器处于宫底位置，银芯可使铜丝不易断裂和延长使用寿命。铜表面积为 380mm²，横臂末端呈半球形，可避免穿孔和损伤，横臂中间呈小的 V 形，有利于放入宫腔后 T 形者快速复原和取出（图 3-2）。

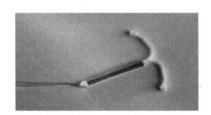

图 3-2　新体 380

3. 宫铜宫内节育器（图 3-3）：外形与宫腔形态相似，在不锈钢丝螺旋腔内平均置入 8 段铜丝簧管，铜表面积为 300mm²。

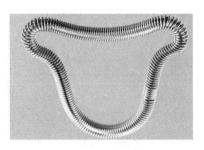

图 3-3　宫铜宫内节育器

4. 母体乐铜 375（MLCCu375）（图 3-4）：其聚乙烯支架呈伞状，两个弧形臂外侧各有 5 个小齿，具有可塑性。纵臂上绕有铜丝，铜表面积为 375mm²，当两臂受到宫壁压力时，宫内节育器向宫底方向推进，以减少脱落的机会。

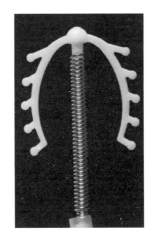

图 3-4　母体乐铜 375

5. 固定式宫内节育器（CuFIX）（图 3-5）：由比利时研制，1997 年引入我国生产。

（1）吉妮宫内节育器：6 个铜套串在 1 根 00 号聚丙烯手术线上，两端的 2 个铜套固定在手术线上，以防脱落，中间 4 可活动，铜表面积为 330mm²。线的顶端有一线结，末端形成尾丝。线结固定在子宫肌层，节育器因此而固定并悬吊在宫腔内，可防止脱落。因无支架可随意弯曲以适应宫腔位置及形态，减少出血及疼痛，这种设计解决了宫内节育器与宫腔形态不相容的问题。适合不同大小和形态的子宫。尤其对宫颈口松弛者是较好的选择。主要的问题是对放置技术要求较高，线结需通过手术埋入子宫肌层，如果线结只达到子宫内膜层则脱落率极高。

（2）吉妮柔适宫内节育器：采用更细的手术线作为尾丝，减少了尾丝引起的不适。

（3）吉妮致美宫内节育器：在 4 个活动的铜套内含 20mg 吲哚美辛缓释系统，每天可释放 100μg 的吲哚美辛，以减少阴道出血，更适用于月经量较多的妇女。

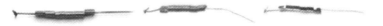

a.吉妮宫内节育器　　b.吉妮柔适宫内节育器 c.吉妮致美宫内节育器

图 3-5　固定式宫内节育器（CuFIX）

（二）含药及含药铜宫内节育器

1. 左炔诺孕酮宫内节育器（曼月乐）（图 3-6）：为聚乙烯 T 形支架，横臂两端圆钝，中间凹陷，两臂上举合拢呈顶端圆钝的细棍状，便于放置。纵臂上有一硅胶囊，内含左炔诺孕酮 52mg，置入宫腔后每天可恒定释放 20μg 左炔诺孕酮，具有激素和宫内节育器的优点，除了避孕，还可降低异位妊娠和盆腔感染的发生率，对痛经和月经过多均有好处，尤其适用于月经过多和痛经者。目前还用于治疗月经过多、子宫内膜异位症、子宫腺肌病等疾病。在中国的注册适应证为避孕和治疗月经过多。

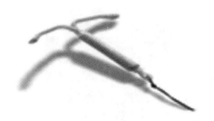

图 3-6 左炔诺孕酮宫内节育器

2. γ形宫内节育器（图 3-7）：将不锈钢丝弯成 γ 形并绕以铜丝，铜表面积为 200mm²，外层用不锈钢丝螺旋包绕，纵横臂交叉处套以硅橡胶，横臂两端为含有 25mg 吲哚美辛的橡胶珠，可减少疼痛、月经量和点滴出血，缺点是放置时需扩宫颈到 6 号扩宫条。

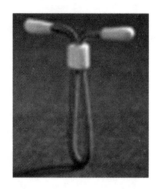

图 3-7 γ形宫内节育器

3. 活性环 165 宫内节育器。以不锈钢高支撑力单环为支架，圈芯内置铜丝螺旋，铜表面积 200mm²，含有吲哚美辛 4mg 的硅胶药条，以减少放置后的出血和月经过多。

4. 宫形含铜含药宫内节育器（图 3－8）：在宫形带铜的不锈钢螺旋内加入含吲哚美辛的硅胶药段，与铜丝相间放置，以减少放置后出血。

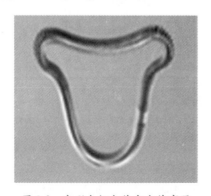

图 3-8 宫形含铜含药宫内节育器

三、避孕原理

宫内节育器的避孕机制仍不十分清楚。其避孕原理复杂，通过多种途径达到避孕目的。过去的研究认为惰性宫内节育器在子宫内占据一定的位置，由于机械的异物作用，改变了子宫腔内在的自然环境和子宫内膜表层的生物与物理特性，影响受精卵着床和胚胎发育，即抗着床是宫内节育器避孕的主要机制。对含铜宫内节育器避孕机制的研究认为活性宫内节育器能减少到达输卵管的精子数目，并使精子丧失受精能力，避孕的作用以杀精和抗受精为主。

（一）杀精和抗受精作用

宫内节育器在宫腔内长期少量释放铜离子，可以加重子宫内膜的炎症反应和促进前列腺素的产生，宫腔内产生大量的吞噬细胞和白细胞，可吞噬精子和杀精，影响受精。宫腔和宫颈黏液中的铜离子具有使精子头尾分离的作用。

（二）局部抗着床作用

铜离子能抑制黏液的合成和溶解内膜黏液，使子宫内膜表面缺乏黏着性，大量吞噬细胞被覆于子宫内膜表面，可将囊胚与内膜隔离，影响囊胚和子宫内膜的有效接触，抑制着床过程；铜离子还可以抑制α淀粉酶的活性，降低子宫内膜细胞中微量元素（如锌、锰等）的含量，因而使锌酶系统的活性显著降低，影响子宫内膜的分泌功能，不利于着床和囊胚发育；吞噬细胞产生的蛋白酶能提前溶解受精卵周围的透明带，使滋养层细胞过早暴露、退化，从而影响胚胎的发育；炎性细胞对胚胎有毒害作用，使受精卵在未发育到囊胚阶段即遭到破坏、死亡。宫内节育器的长期刺激使子宫内膜发生轻度损伤和慢性炎症反应，导致内膜产生前列腺素，前列腺素使子宫收缩增加和输卵管蠕动异常，使受精卵发育与子宫内膜的发育不同步，从而影响着床。大量的前列腺素又可以增强雌激素的作用，抑制子宫内膜的蜕膜反应，使子宫腔内在环境不利于着床。

（三）免疫机制

放置宫内节育器后，血液和宫腔液中 IgG 和 IgM 水平升高，并随放置时间的延长而缓慢上升，可使胚泡失去免疫耐受性而崩溃。

（四）含孕酮的宫内节育器

除了抑制精子获能，降低精子存活率，阻止受精卵着床，含孕酮的宫内节育器还能长期恒量地向宫腔释放孕酮，可使子宫内膜腺体萎缩，间质蜕膜化，间质炎细胞浸润；同时使子宫内膜碱性磷酸酶和β－葡萄糖醛酸酶水平降低、酸性磷酸酶水平增加、子宫黏液稠厚。这些变化不利于受精卵着床。

四、效果和使用年限

避孕效果不仅取决于避孕方法本身，还取决于持续和正确使用避孕方法。常用百分率计算法、妇女年计算法和对某种节育措施效果进行测量和评价。以百分率表示的失败率是常用的测量指标，但这些指标不够准确，未考虑使用时间，但因计算简便而广为采用。妇女年计算法引入人时的概念，常用比尔指数（Pearl Index）来表示避孕失败率，0～1 为非常有效，2～9 为有效，10～30 为略有效。生命表分析法（Life-Table Analysis）是衡量避孕效果的常用方法，可克服比尔指数观察期限为 1 年的不足。常用指标有妊娠率、脱环率和因症取出率、续用率等。使用年限与节育器铜的表面积密切相关。常用宫内节育器的种类及使用年限见表 3-9。

表 3-9 常用宫内节育器的种类及使用年限

种类	活性成分	效果	使用年限（年）
Tcu220C	Cu	第 1 年脱环率为 2%，累计带环受孕率为 1%，长期使用妊娠率为 6.2%	10
Tcu380A	Cu	脱环率为 5.7%，累计带环受孕率为 1.1%，长期使用妊娠率为 2.3%	10
活性环 165 宫内节育器	Cu 和消炎痛	第 1 年脱环率为 4.8.%，累计带环受孕率为 0.5%，意外妊娠率为 1.2%	>10
γ 形宫内节育器	Cu 和消炎痛	有效率略高于 Tcu220C，出血少，续用率高	5～8
母体乐	Cu	同 Tcu220C	10
吉妮宫内节育器	Cu	效果同 Tcu380A，第 1 年的累积妊娠率为 0.6%，脱环率和因症取出率分别为 2.67% 和 1.02%	5
释放孕激素的 T 形环	含左炔诺孕酮 52mg，释放 20μg/d	带环妊娠率、脱环率、因症取出率＜2%，第 1 年避孕失败率为 0.1%	5

五、适应证及禁忌证

（一）适应证

育龄妇女自愿采用宫内节育器避孕而无禁忌证，要求紧急避孕而无禁忌证。

（二）禁忌证

1. 已妊娠或可疑妊娠。

2. 患全身严重急、慢性疾病，如急、慢性肝炎，慢性肾功能不全等。

3. 生殖道感染：急、慢性盆腔炎，阴道炎，急性宫颈炎和重度宫颈糜烂等。

4. 有性传播性疾病或有高危因素。

5. 生殖道肿瘤：卵巢肿瘤、宫颈癌、子宫内膜癌、多发性或较大的子宫肌瘤（尤其是黏膜下肌瘤）、恶性滋养叶细胞肿瘤等。

6. 月经异常：不规则的阴道出血、月经过多、月经频发。含消炎痛及孕激素的宫内节育器可用于月经过多者。

7. 生殖器官畸形：双角子宫、双子宫、子宫纵隔等。

8. 严重贫血、对铜过敏、盆腔结核。

9. 子宫颈内口过度松弛、子宫颈重度裂伤、子宫颈重度狭窄、子宫Ⅰ度以上脱垂；宫腔深度<5.5cm 或>9cm，人工流产和产时放置除外。

10. 在人工流产后、产时和剖宫产时放置时，必须排除子宫收缩不良、妊娠组织残留或感染及产后 42 天恶露未干净或会阴伤口未愈的情况。

（三）慎用情况

1. 产后 48 小时至 4 周放置宫内节育器易脱落，增加子宫穿孔和感染的机会。

2. 年龄小于 20 岁的未产妇脱器风险可能有所增加。

3. 带铜宫内节育器有加重痛经的可能，可用带孕激素宫内节育器。

4. 带铜宫内节育器可增加月经量，加重贫血。

5. 宫颈上皮层内瘤样病变（CIN）者应慎用带孕激素的宫内节育器（如曼月乐等）。

6. 有严重头痛或偏头痛、局灶性神经系统症状者慎用带孕激素宫内节育器（如曼月乐等），因其可增重头痛。

7. 良性滋养叶细胞疾病。

8. 乳房疾病在未明确诊断前可用带铜宫内节育器，慎用带孕激素宫内节育器。乳腺癌患者 5 年内无复发迹象，应慎用带孕激素宫内节育器。

9. 肝胆系统疾病：肝硬化及服避孕药有胆汁淤积史者，应慎用带孕激素宫内节育器。病毒性肝炎活动期、肝脏肿瘤患者不用带孕激素宫内节育器。

10. 心血管疾病患者可用带铜宫内节育器，慎用带孕激素宫内节育器，因其可能对脂代谢有影响。

11. 缺血性心脏病或有病史者，有中风、高血脂者慎用带孕激素宫内节育器。

12. 心瓣膜病有并发症者慎用宫内节育器。

13. 糖尿病患者可使用带铜宫内节育器。带孕激素宫内节育器可能对糖和脂代谢有轻度影响，慎用带孕激素宫内节育器。

14. 深静脉栓塞或肺栓塞患者可使用带铜宫内节育器，慎用释放左炔诺酮的宫内节育器。

15. 有异位妊娠史者应慎用宫内节育器。

六、优缺点

1. 优点：长效、安全、可逆、经济实惠、高效，不影响性交及今后的生育能力，不影响身体其他器官和内分泌功能，可作为紧急避孕的一种选择。

2. 缺点：必须在无菌条件及专用设施下由技术人员实施，妇女不能随意取出；必须进宫腔操作；可有脱落、带环受孕和其他不良反应；不能预防性传播性疾病。

七、放置时间

1. 非孕期，月经第 3 天至干净后 7 天以内，左炔诺酮 IUS 于月经第 7 天内放置，含铜宫内节育器一般在月经干净后 3~7 天放置，月经后禁止性生活。

2. 月经延长或哺乳期闭经者，排除妊娠后放置。

3. 产后 42 天，恶露干净，子宫恢复正常，根据会阴伤口和剖宫产瘢痕愈合情况选择。

4. 人工流产吸引术或钳夹术后即时放置，排除组织残留；早孕药物流产胎囊排出立即清宫即时放置；孕中期引产流产后 24 小时内清宫后即时放置。

5. 剖宫产时或阴道正常分娩胎盘娩出后立即放置。

6. 自然流产后，月经和子宫恢复正常后放置；药物流产恢复 2 次正常月经后放置。

7. 在无保护性交后 5 天内用于紧急避孕。

八、常见不良反应和并发症及处理

1. 月经异常：月经紊乱是常见的不良反应，发生率为 5%~10%。含铜宫内节育器多表现为月经过多（经量>80mL），经期延长，或周期中点滴出血，淋漓不尽，以前 3 个月内明显，之后逐渐减少，6 个月后多恢复正常。针对月经过多可选用以下药物。①前列腺素合成酶抑制剂：消炎痛 25mg，tid，3~4 天；氟灭酸 0.2g，tid，3~5 天；甲灭酸 250~500mg，bid；甲氧萘丙酸 200mg，bid 或 tid。②抗纤溶药物止血剂：氨甲环酸（妥塞敏）0.5~1g，bid，3~5 天；6－氨基己酸 2g，tid 或 qid，3~5 天；血速宁 0.25g，tid，3~5 天。③补充铁剂。④如治疗 2~3 个月无效，应改换节育器或改用其他的避孕措施。

2. 术时心脑综合征：极少数受术者在手术中由于精神紧张或局部刺激过强（如扩张宫颈时），可出现心脑综合征，表现为面色苍白、头晕、胸闷、恶心、呕吐，甚至大汗淋漓、血压下降，伴心动过缓、心律失常等一系列迷走神经亢奋的表现，严重者可发生昏厥，甚至抽搐。肌肉注射或静脉缓注阿托品 0.5mg，5 分钟后即能好转，如观察 1 小时左右未能好转，应取出节育器。

3. 出血：术后 24 小时流血超过 100mL 或 7~14 天流血超过 100mL。

4. 腰痛腹坠：对症治疗，如无效可改用其他避孕措施。

5. 感染：表现为下腹痛、子宫压痛、发热、白细胞及中性粒细胞增加等，应立即取出宫内节育器，同时积极抗感染治疗。使用 IUC 不增加感染机会，但需做好围术期相关处理。

6. 宫内节育器的脱落与带器受孕：脱落多发生在 1 年内，其发生率为 2%~5%，放置宫内节育器后 1 年内的随访非常重要。带器受孕率为 1%~2%，一旦确诊，应终止妊娠并取出宫内节育器。

7. 节育器嵌顿和异位：其原因为 IUC 与子宫腔不适应，与 IUC 的形态、支撑力、大小、流产或产后放置有关，可通过 B 超、宫腔镜、腹腔镜、X 线腹部平片、子宫输卵管碘油等诊断，一经确诊应立即取出。

8. 子宫穿孔：分完全穿孔和不完全穿孔，80% 为完全穿孔。表现为在手术操作中探宫腔困难，突感探针落空感，过深，子宫压痛，有些出现急腹症，节育器尾丝消失，可用 B 超、X 线腹部平片等辅助诊断，同时应立即停止宫腔操作，密切监测内出血和感染的处理情况。

第三节 其他避孕方法

一、避孕套

避孕套分为男用避孕套和女用避孕套两类，理论上失败率为 0.4%～2%，正确使用的避孕成功率在 90% 以上，如加上其他阴道屏障避孕法，其有效率近 100%，几乎适合所有的人群。

（一）男用避孕套（阴茎套）（Condom）

男用避孕套（图 3-9）是由乳胶制成的袋状避孕工具，性交时套在男性阴茎上，阻断精液进入阴道，起物理屏障作用。男用避孕套能避免性交双方外生殖器官及分泌物的相互接触，在很大程度上能预防性传播疾病。20 世纪 90 年代，为防止艾滋病的传播，男用避孕套避孕法（图 3-9）受到全球重视。

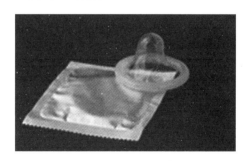

图 3-9 男用避孕套

1. 种类和规格：我国男用避孕套有 4 种规格：大号、中号、小号、特小号，直径分别为 35mm、33mm、31mm、29mm。20 世纪 80 年代以来，因制作工艺改进，市场供应的乳胶男用避孕套具有全透明、质软且薄、强度大、使用无异物感等特点，且品种繁多，可适应不同的需求。男用避孕套按形状大致可分为普通型、尖端膨大型、龟头型、凹凸型、波纹型等，按厚度大致可分为普通型、薄型、超薄型等（通常厚度约 0.05mm），按是否含药物可分为普通型、双保险型（含杀精剂壬苯醇醚）、保健型（含抗菌剂、消毒剂）等，按颜色可分为普通型（本色）、彩色型（青、绿、淡红、乳白等），有的还分为干型（不含润滑剂）和湿型（含润滑剂）。

2. 适用对象：男用避孕套适用于各年龄段的育龄人群，尤其适合于新婚者，患心、肝、肾疾病者，以及有可能感染性传播疾病者。

3. 禁忌证：对乳胶过敏者不适用乳胶阴茎套，对杀精剂（硅油）过敏者不适用双保险型避孕套，少数阴茎不能保持在勃起状态者不宜使用阴茎套。

4. 用法及注意事项：性交时套在勃起的阴茎上，射精时精液排在套内，达到避孕效果。用时首先要选择型号合适的避孕套，用前检查避孕套外包装是否完好，是否在保质期内，充气检查避孕套是否完好（忌展开）。戴避孕套之前要将前端的小囊捏扁，把囊内的空气挤掉。把避孕套放在已勃起的阴茎头上，将避孕套的卷折部分向阴茎根部边推边套，直推到阴茎根部为止。阴茎头部及避孕套外面涂一些避孕油膏，可以提高避孕效果，润滑阴道，减少不适感及防止避孕套破裂。含有新型硅油的超薄型避孕套不用避孕油膏。射精后不要将阴茎长时间留在阴道内，应在阴茎未软缩之前，用手按住套口使阴茎连同避孕套一起从阴道内抽出，以防阴茎软缩后避孕套脱落在阴道内或精液从避孕套口溢入阴道，导致避孕失败。性交结束后需检查避孕套有无破裂，如有破裂应及时采取补救措施。避孕套为一次性使用，使用后应在套口打结（避免精液外溢），丢入垃圾桶，不应丢入便器内。使用涂有硅油的透明超薄避孕套者不必与避孕药膏合用，此类避孕套有滑润，一般不影响性快感。

5. 有效率：在正确而又持续使用男用避孕套的情况下，第一年的意外妊娠率低于3/100妇女年，含杀精剂的男用避孕套避孕效果为 99/100 妇女年，意外妊娠的主要原因是未坚持使用。普通型男用避孕套如配合其他方法使用，如外用杀精剂、自然避孕法等，效果会大大提高。

6. 避孕失败的原因：避孕套避孕失败率大约为 5%。失败的原因有：①使用前没有仔细检查避孕套有无漏孔，使用了有漏孔的避孕套，使精液流入了阴道；②使用时未将小囊内的空气挤出，射精后套内压力增加导致破裂，使精液流出；③射精后在阴茎软缩以前，未及时将阴茎和避孕套一起抽出，而阴茎完全软缩以后，精液从避孕套与阴茎之间逆流入阴道；④避孕套滑脱掉入阴道内；⑤没有在性生活开始时立即使用，而是在中途才开始使用，或每次性生活均使用，避孕套应坚持持续（每一次自始至终）使用。

7. 其他作用：避孕套除具有避孕作用外，还具有不少非避孕益处。

（1）预防 STD 与 HIV/AIDS 的效果。研究资料显示：将男用避孕套放大 2000 倍，未发现有微孔；用电子显微镜放大 3 万倍，甚至当男用避孕套被扩张时，也未观察到明显微孔。通过对 HIV 等几种微生物的通透性实验和模拟性交时阴茎套所承受的压力，进一步证实完整的乳胶能防止 HIV、疱疹病毒、B 型肝炎病毒、巨细胞病毒和沙眼衣原体的通过。男性使用男用避孕套，STD 感染的相对危险度为 0～0.51，女性相对危险度为 0.11～0.87。未使用或未持续使用男用避孕套，HIV 的感染率是持续使用者的 6 倍。

（2）少数女性对配偶精子或精液过敏，性交后可能发生过敏性荨麻疹或其他变态反应，避孕套能避免这类过敏反应。

（3）女性抗精子免疫反应的免疫不孕夫妇，应用男用避孕套 3～6 个月，可使抗精子抗体滴定度降低，部分女性能因此受孕。

（4）长期应用男用避孕套可预防宫颈间变，减少宫颈癌的发生。

（5）长期应用男用避孕套有助于维持勃起、治疗早泄。

（6）妊娠期性交使用男用避孕套，可减少宫腔感染的可能性。

（二）女用避孕套

女用避孕套（Female Condom）（图 3-10）是由聚氨酯（也可用乳胶）制作的柔软宽

松的袋状物，长15~17cm，开口处连一直径为7cm的柔韧环，称为外环，套内还游离一直径为6.5cm的内环。

女用避孕套是20世纪80年代中期全球性传播疾病流行的产物，它既能避孕，又能预防STD和HIV/AIDS，1992年12月获美国FDA批准应用。目前已应用的女用避孕有Reality、Femidom、Femy等数种。

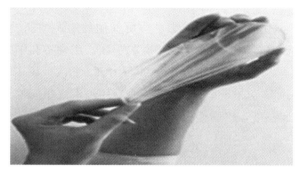

图3-10 女用避孕套

二、外用避孕药

外用避孕药即阴道杀精剂（Vaginal Spermicides），主要以非离子表面活性剂（壬苯醇醚、辛苯醇醚等）作为杀精剂，以惰性基质（胶冻、乳胶、泡沫栓、可溶性薄膜等）作为杀精剂的赋形剂制成。常见的外用避孕药见表3-10。

表3-10 常见的外用避孕药

种类	名称	性状	成分
外用避孕药膜	壬苯醇醚膜（乐乐迷避孕膜）	规格：5cm×5cm；白色或微黄色半透明纸样，受潮可溶化	壬苯醇醚每片50mg；水溶性基质
外用避孕栓	壬苯醇醚栓	白色或乳白色鱼雷状栓剂	壬苯醇醚每粒50mg；油性基质
外用避孕片	乐安醚外用避孕片	白色长圆形片剂；规格：2cm×1cm×0.5cm	壬苯醇醚100mg；发泡剂
外用避孕胶冻（药膏）	壬苯醇醚凝胶（乐乐迷凝胶）	半透明亲水性黏稠胶状体，每支5g，配注入器	壬苯醇醚；胶状体
阴道海绵	—	近似蘑菇状，一侧凹一侧平，海绵直径5.5cm，厚2.5cm，浅黄色，平的一面有环状带，以便牵拉取出海绵	壬苯醇醚1g；聚氨基甲酸酯；海绵内有柠檬酸、山梨酸、苯甲酸等保护性物质，使酸碱度保持在pH值4~5，以适应于阴道环境

（一）作用机制

1. 杀精剂破坏精子细胞膜，使精子失去活动能力。
2. 惰性基质使杀精剂扩散并覆盖子宫颈口，以提高杀精的效果。

（二）用法与步骤

1. 外用避孕药膜（壬苯醇醚膜）：男女均可使用外用避孕药膜，以女性使用为主。房事前洗净双手，将药膜对折 2 次或揉成松软的小团，用食指和中指夹住药膜送入阴道深部近子宫颈口处，等 10 分钟药膜溶化后，再行房事。每次房事需用 1 张，药膜放置超过半小时再行房事者，需再放 1 张。射精 6 小时后用温水洗净阴部。使用时注意鉴别药膜和隔开药膜的白色吸潮纸，以防误用。注意防潮，忌与油脂类药物和润滑剂共用，以免影响避孕效果。

2. 外用避孕栓（壬苯醇醚栓）：房事前洗净双手，取出 1 枚药栓，去除包装，仰卧，用食指将栓向后上方推入阴道深部近子宫颈口处，等 10 分钟避孕栓溶化后，再行房事。有的避孕栓溶化时间较短，应根据不同的避孕栓剂，估计等待的时间。射精 6 小时后用温水洗净阴部。每次房事用 1 枚。置栓超过 1 小时，需再放置 1 枚，不能与阴道隔膜、避孕套合用。外用避孕栓宜放置在阴凉处，以免药栓软化、变质。

3. 外用避孕胶冻（药膏）：房事前单独使用。先取 1 支避孕药膏（胶冻），旋开药膏管盖，将配备的专用注入器旋接在药管的螺丝口上。取仰卧位，将注入器缓慢插入阴道深部，挤压药管管身并旋转，使药膏均匀分布在阴道内子宫颈口周围，挤完凝胶后抽出注入器，即可行房事。应避免过早注入药膏，以防基质吸水后稀释，影响避孕效果。注入药膏后避免起床，以免造成药膏外溢，影响效果。如需要，应在射精 6 小时后洗净阴部或冲洗阴道。初次使用者可请医务人员指导。

4. 外用避孕片：房事前洗净双手，取出 1 片外用避孕片，取仰卧位，用食指将药片向后上方推入阴道深部近子宫颈口处，等 5～10 分钟避孕片溶解后再行房事。避孕片溶解后，会产生泡沫充斥阴道后穹隆，覆盖子宫颈口，既能阻止精子行进，又能使杀精剂迅速扩散，提高避孕效果。一般需在射精 6 小时后用温水洗净阴部。每次房事用 1 片，若置入时间超过 1 小时，需再补放 1 片。药片应避免受潮。

5. 阴道海绵：为一次性使用避孕药具。房事前用 10mL 左右凉开水浸润阴道海绵，激活杀精剂，再放入阴道深部，使凹面对准子宫颈口，环行带朝外，以便牵拉取出。放置后即可行房事，避孕作用持续 24 小时。放置以后可多次性交，在最后一次性交 6 小时后牵拉环行带取出海绵，取出后弃置。注意在房事前后检查海绵位置是否正确（海绵应舒展平整，凹面紧贴子宫颈口）。事后发现海绵位置移动，应采取紧急避孕措施。月经来潮时和阴道分泌物异常时，不能使用阴道海绵。

（三）优缺点

正确使用避孕有效率达 95％以上，但干扰因素多，实际使用中失败率可高达 20％，不作为避孕首选，可配合其他避孕方法使用，如联合使用避孕套等。对生殖道的微生态环境可能有一定的干扰。不能预防性传播疾病，对高危人群尤其不推荐。

三、紧急避孕法

（一）定义

紧急避孕（Emergency Contraception）是指女性在无防护性交或察觉避孕失败后几小时或几天内，为防止意外妊娠而采取的紧急补救措施，是预防非意愿妊娠的最后一道防线。紧急避孕与常规避孕不同。常规避孕一般在性交前已开始规律使用，避孕有效率高，不良反应小，是维护生殖健康的主要手段。而紧急避孕则是一种临时性补救措施，在性交后使用，因准备欠充分，用药剂量大，不良反应发生率较高，失败率也高于常规避孕，尤其是不能反复使用。为保护育龄妇女的身体健康，应坚持持续使用常规避孕方法。

（二）适应证

1. 无防护性交者。
2. 各种避孕方法使用不当或失败者，如避孕套滑脱、破裂或用法不当；安全期推算错误；短效口服避孕药漏服 2 粒及以上；宫内节育器脱落或不完全脱落；体外排精失败；避孕针注射间隔时间过长；子宫颈帽、阴道隔膜、阴道海绵放置位置不当，或发生移位，或过早取出；外用避孕制剂的使用方法不当等。
3. 遭受性暴力伤害者。

（三）禁忌证

1. 已确诊的妊娠妇女。
2. 一个月经周期内进行多次无防护性交者。

（四）常用的紧急避孕方法

一是口服紧急避孕药，如甾体激素避孕药等。二是放置宫内节育器，适用于有长期避孕需求者，一般在无防护性交或避孕失败后 120 小时（5 天）内使用含铜宫内节育器。使用宫内节育器发生的不良反应及其处理方法参见本章第二节。临床上以紧急避孕药应用较多。

（五）注意事项

1. 严格按照规定服用紧急避孕药或放置宫内节育器。
2. 紧急避孕措施是避孕失败的补救措施，不能作为常规避孕方法反复使用，需加强咨询，及时随访。
3. 紧急避孕措施不能终止妊娠，使用后应注意观察月经情况，及时发现可能的妊娠。

4. 紧急避孕失败，无生育要求者应及时终止妊娠。

四、自然避孕法

自然避孕法又称安全期避孕法或易受孕期识别法，指顺应自然的生理规律，利用妇女月经周期的生理规律发出的自然信号识别易受孕期和不易受孕期，选择性交日期，达到避孕的目的。

识别易受孕期的方法包括日历法、基础体温测量法、宫颈黏液观察法、症状体温法（综合基础体温及宫颈黏液等症状）。精子进入女性生殖道可存活 3~5 天，而卵子排出后可存活 1~2 天，受精的最佳时间为排卵后 24 小时内。因此，排卵前后 4~5 天为易受孕期，其余为安全期。选择安全期进行性生活可以达到避孕的目的，也可与其他避孕方法联合使用，如屏障法。因排卵受到诸多因素的干扰，时间易变且可能有额外排卵，因此自然避孕法可靠性低，不推荐常规使用。哺乳期闭经法也属于自然避孕法，要求产后 6 个月内纯母乳喂养且闭经。由于产后首次排卵即有受孕可能，此法在临床上不推荐使用。

第四节　绝育术

绝育术是指用手术方法阻断输卵管或输精管以达到永久性避孕的目的，该方法安全且一劳永逸，适于不再生育子女或因病不宜妊娠的夫妇。

一、男性绝育术

（一）作用机制

将输精管结扎、切断或堵塞，使睾丸产生的精子无法通过输精管排出，精液中无精子存在，达到避孕目的。输精管结扎和粘堵术的有效率在 98％以上。输精管栓堵术有效率可达 99％。

（二）优缺点

1. 优点：可以达到永久性绝育的效果，而且手术简便，不良反应少；体现男性的节育责任；不影响性功能；无需经常就医。输精管栓堵术的最大特点是可复性，即需要再生育时，可将栓子取出，恢复生育能力。

2. 缺点：外科手术可能发生并发症，需要经过培训的技术人员施行手术。

（三）适应证

自愿要求做上述手术的男性，除非有禁忌证，均可施行。

（四）禁忌证

1. 有出血性疾病或出血倾向。

2. 有严重的神经官能症、精神病、急性病、慢性病。

3. 有生殖系统炎症、较大的腹股沟斜疝、外生殖器皮肤病、精索静脉曲张、睾丸及精索鞘膜积液、丝虫感染引起象皮肿等者，应治愈后再施行手术。

二、女性绝育术

（一）作用机制

将输卵管结扎、切断、钳夹或堵塞后，阻断精子与卵子的结合，以达到避孕的目的。大多数女性绝育术的失败率在1%以下。

可以应用腹腔镜进行女性绝育术。目前经腹腔镜的输卵管绝育术主要有烧灼法、金属夹钳夹法和硅橡胶环套法三种。

（二）优缺点

1. 优点：操作简便、安全，绝育效果好；为永久性绝育；不影响月经或性功能。输卵管硅胶塞绝育术是一种可复性的女性绝育术，术后不良反应很少。

2. 缺点：绝育手术需要在有手术条件的医院实施，是一种外科手术，可能发生手术并发症。

（三）适应证

不想生育或因病不宜生育的妇女，同时又无禁忌证者，均可施行输卵管绝育术。

（四）禁忌证

1. 感染性疾病，如腹部皮肤感染、阴道炎、盆腔炎等，患者应待炎症控制或治愈后再施行手术。

2. 身体虚弱不能耐受手术者，如严重的高血压病、心力衰竭、休克、产后大出血、肝肾功能不全等，应待疾病治愈，身体恢复健康后再行手术。

3. 各种疾病在急性期均不宜手术。

4. 严重的神经衰弱、神经官能症、神经类型不稳定者或对手术有顾虑者，应充分知情，对其讲解输卵管绝育术的科学原理，待消除思想顾虑后再做手术。

5. 月经不调或月经过多者应暂缓手术。

6. 手术前24小时内，两次体温超过37.5℃者应暂缓手术。

（五）女性绝育术的时间选择

正常育龄妇女多选择在月经干净后3~7天内进行绝育手术，在这段时间内怀孕的可能性很小。如果能排除怀孕，其他时间也可做绝育手术。

产后妇女的子宫较大，输卵管容易寻找，操作方便，痛苦小，是进行输卵管结扎的较好时机，一般产妇可在分娩后 24 小时内手术。

使用产钳、人工剥离胎盘等难产的产妇需要观察 4～5 天，如无特殊情况，可进行手术。

剖宫产的女性可在剖宫产的同时做输卵管结扎，在家生产的产妇应住院观察 1～2 天后再进行手术。

实施人工流产的妇女需要做结扎手术时，可在流产的同时或流产后 24 小时内实施结扎术。

哺乳期闭经的妇女需要做绝育手术时，在排除怀孕后才能手术。

月经期不宜手术，因为妇女在月经期抵抗力降低，子宫颈口较松，子宫内膜有创面，细菌容易侵入而导致感染。

（六）术前准备

1. 应情绪乐观，精神愉快，消除思想顾虑。
2. 手术前一天应洗澡，或用肥皂水清洗腹部及外阴部，保持皮肤清洁。
3. 应根据手术及麻醉方法决定禁食禁饮时间，以免术中因牵拉输卵管而产生恶心、呕吐、误吸，影响手术操作。
4. 手术前应排空小便，以利于手术顺利进行。

（七）术后注意事项

1. 术后不要长时间卧床，应早日下床活动，以促进血液循环和早日恢复肠蠕动，有利于切口愈合和避免腹胀，防止肠粘连。
2. 术后前 3 天应多吃纤维较多的食物，以避免术后腹胀、便秘和其他不适。
3. 术后 2～3 天内可能有轻度的切口处疼痛、腹痛和腰痛，这些均属于正常现象，一般在数天后即可消失，疼痛超过 7 天以上者可到医院复查。
4. 术后短期内还可能有轻度发热，一般不超过 38℃，这是人体正常的防御反应，不必处理。若体温超过 38℃，应到医院检查。
5. 保持切口处敷料及其周围皮肤清洁，如果受术者出汗较多，可用毛巾将切口周围的皮肤擦干，避免创口污染。
6. 一般术后 2 周内不宜行房事，流产或产后绝育者术后 1 个月内或出血未净前不宜行房事。
7. 休假期内不宜进行重体力劳动或剧烈运动。
8. 术后 3 个月内随访一次，以后可结合妇科普查进行随访。

第五节 避孕方法的选择

应根据女性的不同生理阶段及健康状态制定高效、安全、个体化的避孕策略，使每一对伴侣选择适合的避孕方法。参照 WHO《避孕方法选用的医学标准（第 4 版）》和《女性避孕方法临床应用的中国专家共识》进行阐述。

一、概述

（一）《避孕方法选用的医学标准（第 4 版）》适应证分级

WHO 在《避孕方法选用的医学标准（第 4 版）》中对避孕方法的选择进行了适应证分级，使服务提供者在实际工作中依据这些分级和服务对象的具体情况选择合适的避孕方法（表 3-11）。

表 3-11　WHO《避孕方法选用的医学标准（第 4 版）》适应证分级

分级	具体描述	临床判断
1	任何情况均可以使用，该避孕方法无应用限制	使用
2	使用此避孕方法的益处通常大于理论上或已证实的损害	
3	理论上或已证实的风险通常大于使用该避孕方法的益处	不可使用
4	使用该避孕方法对健康有不可接受的风险	

注：1 级和 4 级的建议容易解释，对于 2 级和 3 级将需要更多的临床判断和随访。当临床判断能力有限时，如在社区，可以简化为 2 分类，1 级、2 级定位可以使用，3 级、4 级定位不能使用。

（二）避孕方法的有效性及可接受性

避孕方法的有效性、可接受性、续用率等均是在选择避孕方法时需要考虑的因素。考察避孕方法的有效性，常用的指标为比尔指数（Pearl Index），指 100 位妇女在 1 年中的意外妊娠数，0~1 为非常有效，2~9 为有效，10~30 为略有效。高效避孕法即比尔指数小于 1 的避孕方法，包括 IUC、皮下埋植剂、长效避孕针等长效可逆避孕方法（Long-Acting Reversible Contraception，LARC）和男性绝育术、女性绝育术，以及能够坚持和正确使用的短效 COC。而以 COC 为代表的短效可逆避孕方法（Short-Acting Reversible Contraception，SARC）的影响因素较多，有效率不如 LARC，同时由于使用方法等的影响，其续用率也不如 LARC，并且育龄夫妇的年龄、生育愿望、健康状况、文化经济背景、避孕意愿等个体因素等对正确选择和使用避孕方法均有影响，这些都是在选择避孕方法时需要考虑的。表 3-12 的数据来源于国外，仅供参考。

表 3-12　妇女常规和完美使用避孕方法的第一年内发生非意愿妊娠的百分率和第一年末续用率

避孕方法	使用第一年意外怀孕（%）		第一年末续用率（%）
	正确并持续使用	常规使用	
不避孕	85	85	—
杀精剂	18	29	42
体外排精	4	27	43
安全期避孕法	5	25	51
男用避孕套	2	15	53
女用避孕套	5	21	49
复方口服避孕药	0.3	8	68
复方激素阴道环	0.3	8	68
避孕针	0.3	3	56
含铜 IUD	0.6	0.8	78
曼月乐	0.2	0.2	80
皮下埋植	0.05	0.05	84
女性绝育术	0.5	0.5	100
输卵管结扎	0.10	0.15	100

避孕对育龄夫妇来说是一个长期的需求，长效可逆避孕（LARC）方法的理论有效率和实际有效率基本一致，在使用中对使用者不造成额外的负担，基本不干扰其日常生活（包括性生活），其续用率也较高。因此 LARC 是多数育龄人群首选的方法。表 3-13 为常用避孕方法的效能、效期分类，供参考。

表 3-13　常用避孕方法的效能、效期分类

比尔指数	分类	方法
<1 （高效）	长效可逆避孕方法	IUD IUS 皮下埋植 绝育术
2~9 （中效）	短效可逆避孕方法	COC 注射法 阴道环 避孕贴剂
15~25 （低效）	屏障法	避孕套 杀精剂
>30 （差）	—	安全期避孕法 体外排精

（三）避孕方法的非避孕益处

避孕措施用于育龄妇女，使用时间跨越整个育龄期，在选择避孕方法时还需考虑使用者的全身健康状况及特殊需求。不同的避孕方法具有不同的非避孕益处，有的避孕方法注册有避孕以外的适应证，可以根据使用者的情况进行选择。

1. 预防性传播疾病、生殖道感染。

在选择避孕方法时需要关注性传播疾病（STD）的预防。坚持和正确使用避孕套是预防 STD 的有效方法，对高风险人群强烈推荐双重防护。使用避孕套的避孕效率很高，续用率也较高。高效的避孕方法减少了非意愿妊娠，减少了宫腔操作，对减少生殖道感染有益。甾体激素避孕方法由于激素对生殖道局部的作用，具有减少生殖道感染的作用。

2. 防治性激素相关疾病。

月经过多、AUB-O、子宫内膜异位症及子宫腺肌病、痛经、子宫肌瘤等的患者选择恰当的避孕方法既可以成功避孕，也可防治疾病。

3. 全身系统性疾病的考虑。

二、不同生理时期避孕方法的选择

（一）新婚、未育

原则是使用方便，不影响生育。COC 使用方便，不影响性生活。避孕套也是不错的选择。未生育、未曾有过人工流产者，IUC 不作为首选。

（二）哺乳期

原则是不影响乳汁分泌及婴儿健康，可选择避孕套。产褥期结束，产后复查显示机体恢复后可选择 IUC。单孕激素避孕方法可以在哺乳期使用。

（三）生育后期

原则是长效、可逆、安全、可靠。各种方法均可以根据个人情况进行选择，建议首选 LARC。如无继续生育要求，可选择绝育术。

（四）绝经过渡期

原则是需有效避孕至末次月经后一年，同时要求对全身状况干扰小，可以选用避孕套。原有宫内节育器如无不良反应且在有效期内，可继续使用。一般不主张在这一时期安置新的含铜宫内节育器。对于月经紊乱，排除器质性疾病者，曼月乐是较为合适的选择，可以帮助妇女平稳渡过围绝经期，预防子宫内膜病变。绝经后如需用激素补充，也可以继续使用，作为激素补充的孕激素成分保护子宫内膜。COC 可用于短期调整月经，但不宜长期使用。

三、流产后避孕方法的选择

人工流产后避孕（Post Abortion Contraception，PAC）旨在防止人工流产后妇女再次非意愿妊娠，避免重复流产。根据孕周选用的人工流产方法包括负压吸宫术、钳刮术、依沙吖啶羊膜腔内或羊膜腔外注射以及米非司酮配伍米索前列醇药物流产。人工流产方法安全有效，但对妇女生殖系统及其功能会产生潜在的损害，流产后必须立即落实高效的避孕方法。

（一）常见的人工流产后避孕方法

1. 宫内节育器：年轻或有带器妊娠史的妇女可选择高铜表面积的宫内节育器或LNG-IUS；对有宫内节育器脱落史、宫腔深度>10cm或术中发现子宫颈口松弛的妇女，可以选择固定式宫内节育器，建议在放置前给予宫缩剂，使子宫收缩；有多次人工流产史、月经过多、中度贫血（血红蛋白<90g/L）、痛经及对铜过敏等的妇女，可选择LNG-IUS。有条件者建议在超声监视下放置宫内节育器，放置前排除不全流产，在放置后进行超声检查，以确认宫内节育器妥善放置。

术后随访如出现出血明显多于平时的月经量、下腹持续疼痛、发热、出血时间超过7天、阴道分泌物异常等情况，需及时复诊。目前对于负压吸宫术后即时放置宫内节育器是否会增加远期的嵌顿或取器困难等，尚缺乏有效的证据。

2. 单纯孕激素避孕方法：我国现有的单纯孕激素避孕方法为皮下埋植剂和LNG-IUS，适用于已有多次人工流产史的妇女，包括未生育过的女性。单纯孕激素避孕方法避孕效果好，可用于哺乳期妇女，注射的间隔时间较长，隐私性好。

3. 复方激素避孕方法（Combined Hormonal Contraceptive，CHC）：包括COC、复方避孕针（Combined Injectable Contraceptive，CIC）、复方阴道环和复方避孕贴剂，我国目前尚无复方避孕贴剂。CHC可作为暂未落实LARC的妇女优先考虑的避孕方法。COC是WHO重点推荐的人工流产后避孕方法，特别强调其在人工流产后即时使用的两个优势：一是不受人工流产方式的限制（药物流产或手术流产后均可使用），二是不受人工流产并发症的限制（可疑感染、出血、损伤均不影响使用）。手术流产当日，妇女即可开始服用COC。医护人员可根据流产妇女的其他健康需求（痛经、月经过多、经前期综合征或痤疮等）选择不同的COC。

4. 绝育术：男性绝育术、女性绝育术均为安全有效的永久避孕方法。对不再有生育愿望、不存在绝育术禁忌证的妇女可在人工流产后即时实施女性绝育术。

5. 避孕套：如果不能坚持正确使用，则失败率较高，一般不建议作为人工流产后首选的避孕方法。如果男女一方或双方存在性传播疾病感染风险，应在落实高效避孕措施的同时加用避孕套。

（二）不同人群人工流产后避孕方法的选择

1. 有两次及以上人工流产史的人工流产后妇女：近期及远期的并发症发生率均较

高，应在咨询时给予特别的关注。对于 2 年内无生育计划的妇女，首选宫内节育器和皮下埋植剂避孕，并在人工流产后即时使用。对于近期内有生育计划的妇女，建议选择 COC 并指导其正确使用，原则上不推荐依赖使用者行为的避孕方法，如避孕套等。若只能选择依赖使用者行为的避孕方法，则应指导其正确使用。

2. 有多次剖宫产史的人工流产后妇女：建议在临床确认完全流产后即时放置宫内节育器或皮下埋植剂，应选择避孕效果好的高铜表面积宫内节育器或 LNG-IUS。原则上不建议将依赖使用者行为的避孕方法作为首选。

3. 人工流产术中发生并发症的人工流产后妇女：流产手术中确诊或疑有出血、损伤等并发症时，不宜同时放置宫内节育器，对于 2 年内无生育计划的妇女可选择皮下埋植剂。COC 不受流产并发症的限制，可以在人工流产后即时使用。对于暂无生育计划或已完成生育的妇女，待流产并发症妥善处理后，尽快落实 LARC 或实施绝育术。

4. 人工流产后的青少年女性：目前推荐 IUD/IUS 和皮下埋植剂作为青少年人工流产后立即使用的一线避孕方法。对于暂不能或不宜使用 LARC 的青少年，建议选择 COC。青少年多无稳定的性伴侣。除上述避孕方法外，还应建议使用避孕套（男用避孕套或女用避孕套）以预防 STD。

5. 智力障碍的人工流产后妇女：对于无生育需求或条件的智力障碍妇女，在排除并发症并且与监护人充分沟通后，可在人工流产后即时实施绝育术，或放置 IUD 或 IUS 或皮下埋植剂。智力障碍妇女不应使用自行实施的避孕方法。

6. 异位妊娠手术后的妇女：由于术后再次发生异位妊娠的概率相对较大，对于短期内无生育需求的妇女，应尽快落实高效的避孕方法，强调坚持和正确使用 COC。LNG-IUS 作为近期无生育要求的异位妊娠手术后妇女的最佳避孕选择，可在出院前放置。

7. 子宫畸形的人工流产后妇女：将 COC、CIC 作为术后短期内（3 个月）首选的避孕方法，之后再根据子宫畸形的情况和手术的情况选择长效可逆的避孕方法或永久的避孕方法，如皮下埋植剂和绝育术。

8. 瘢痕子宫的人工流产后妇女：既往有子宫手术或子宫损伤史，包括剖宫产术、肌瘤剔除术或子宫畸形矫正术等所造成的瘢痕子宫，且短期内无生育要求的妇女，可在人工流产后即时放置 IUD 或 IUS。如手术困难或宫腔条件不理想，可选择皮下埋植剂或绝育术。近期内有生育要求的妇女可选择 COC 或 CIC。

9. 药物流产后：孕早期药物流产妇女在使用米索前列醇当日，确认胎囊排出后即可开始服用 COC。我国的《分册临床诊疗指南与技术操作规范（2017 修订版）》指出，药物流产的第 3 天使用米索前列醇观察胎囊排出即刻行清宫术后，可以同时放置 IUD 或 IUS。皮下埋植剂是药物流产后可选择的 LARC，值得推荐。

10. 孕中期引产术后：孕中期钳刮术后和依沙吖啶羊膜腔内注射引产术后，如无并发症可立即放置 IUD 或 IUS，在此期放置 IUD 或 IUS 的脱落率高于月经间期和孕早期人工流产后，WHO 建议的适用级别为 2。已完成生育计划的妇女，孕中期引产术后可安全放置皮下埋植剂，也可在住院引产的同时接受绝育术。未能落实 LARC 和永久避孕方法的妇女也可在完全流产的当晚开始使用 COC 或 CIC，尤其是对有并发症（出血、感染、损伤）的妇女更为有益。人工流产后避孕方法的选择及其级别详见表 3-14。

表 3-14 人工流产后避孕方法的选择及其级别（按 WHO 医学标准分类）

类别	COC	DMPA	LNG/ETG 皮下埋植剂	Cu-IUD	LNG-IUS
孕早期流产	1	1	1	1	1
孕中期流产	1	1	1	2	2
感染性流产	1	1	1	4	4
异位妊娠史	1	1	1	1	1

注：COC 表示复方口服避孕药；DMPA 表示长效醋酸甲羟孕酮避孕针；LNG 表示左炔诺孕酮；ETG 表示依托孕烯；Cu-IUD 表示含铜宫内节育器；LNG-IUS 表示左炔诺孕酮宫内节育器。

四、产后避孕方法的选择

产后避孕是每位产妇必须面对的重要问题。我国产后 1 年内非意愿妊娠的发生率高于欧美发达国家。产后初期的非意愿妊娠，无论是人工流产还是分娩，发生并发症的风险将明显增加，严重影响母儿身心健康。在产后尤其是产后 1 年内落实及时高效的避孕措施，是保障妇女健康的重要手段。

（一）长效可逆避孕方法（LARC）

WHO《避孕方法选用的医学标准（第 4 版）》将 LARC 或永久避孕方法作为产后避孕的主要方法。英国国家卫生与临床优化研究所（NICE）和美国妇产科医师协会（ACOG）的相关指南均推荐将 LARC 作为产后妇女的避孕措施。

1. IUD 或 IUS：由于产后宫腔大、宫壁薄、子宫较软，即时放置与产褥期后放置相比，脱落率偏高。产后是否即时实施 IUD 或 IUS 放置术，需要综合评估产妇的具体情况。放置 IUD 或 IUS 对施术人员的技能和经验要求较高，需要严格培训，以减少和避免手术并发症。LNG-IUS 对痛经、月经过多者具有明显的治疗效果。约 0.1% 的左炔诺孕酮可以通过乳汁分泌，目前尚不清楚产后 6 周使用 LNG-IUS 对婴儿的生长发育有无不良影响。

放置时机：WHO 推荐非哺乳产妇产后 48 小时内或 4 周后即可放置，伴有产褥期感染者严禁放置。我国新版的《临床诊疗指南与技术操作规范·计划生育分册（2017 修订版）》推荐产后避孕放置 IUD 或 IUS 的时间为产后 4 周以后（包括剖宫产术后）。

2. 皮下埋植剂：WHO 推荐非哺乳产妇产后立即埋植，哺乳妇女产后 42 天开始埋植。目前的研究显示，皮下埋植剂对产妇的乳汁量及乳汁中蛋白质、乳糖、脂肪等的含量均无影响，产后 6 周以后放置皮下埋植剂，对其哺乳的婴儿的身高、体重、头围及发育等均无影响。

3. 单纯孕激素避孕针：目前推荐应用 DMPA，1 次注射可长期有效抑制排卵，持续避孕达 3 个月，对产妇乳汁质量和新生儿、婴儿无不良影响，有效避孕率高。WHO 推荐非哺乳妇女产后可立即使用，哺乳妇女产后 42 天可使用。

（二）其他避孕方法

1. 短效避孕法：短效避孕法的实际避孕效果易受使用者依从性的影响，不作为产后避孕，尤其是重点人群的首选。短效避孕法包括短效 COC 和阴道避孕环及屏障避孕法。COC 所含的雌激素可减少乳汁分泌量，可能影响乳汁成分，还可能增加产后妇女血栓发生的风险。WHO 推荐的使用时机：非哺乳妇女产后 21 天后，哺乳妇女产后 6 个月后开始使用。屏障避孕法产后可以立即使用，但其属于低效的避孕方法，不建议作为首选。

2. 永久避孕法：输卵管绝育术避孕效果好，具有不可逆性，适用于永久无生育需求或再次妊娠时具有极大风险的妇女。WHO 推荐的使用时机：产后即时至 7 天以内，或产后 42 天以后。伴有产褥感染、产后出血等严重并发症时需延后实施；有软产道损伤需要实施开腹手术时，可同时进行输卵管绝育术。男性输精管绝育术可在任何时间实施。

3. 其他：哺乳期闭经避孕法（Lactational Amenorrhea Method，LAM）是以女性产后哺乳伴有生理性闭经为原理的产后避孕方法，仅适用于产后 6 个月内、纯母乳喂养、月经未恢复者，但避孕有效率低，建议尽量使用其他有效的避孕措施。

（三）产后避孕教育及实施

目前国际上已将产后避孕教育列为产后保健的标准组成部分。产后避孕教育的最佳时机为孕晚期、产前定期检查时、分娩住院时和产后 42 天。产后避孕方法的教育包括详尽的产后避孕科普教育、咨询指导、知情选择和落实具体的避孕措施。我国目前产后避孕的规范执行，尤其是 LARC 的落实还远未符合需求，宣传并及时落实高效的避孕方法很有必要。剖宫产术后伴有产褥感染或其他宫腔并发症的妇女首推 LARC，皮下埋植剂是首选的避孕方法。对于有意愿再次妊娠的妇女，建议两次妊娠间隔至少 24 个月。WHO 推荐的产后避孕方法的选择及其级别见表 3-15。

表 3-15　WHO 推荐的产后避孕方法的选择及其级别

类别		COC	POP	DMPA	LNG/ETG 皮下埋植剂	Cu-IUD	LNG-IUS
产次	未产妇	1	1	1	1	2	2
	经产妇	1	1	1	1	1	1
哺乳期	<产后 6 周	4	2	3	2	—	—
	≥6 周且<6 个月	3	1	1	1	—	—
	≥6 个月	2	1	1	1	—	—
产后（不哺乳）	<21 天，无 VTE 危险因素	3	1	1	1	—	—
	有 VTE 危险因素	4	1	1	1	—	—
	无 VTE 危险因素	2	1	1	1	—	—
	有 VTE 危险因素	3	1	1	1	—	—
	>42 天	1	1	1	1	—	—

类别		COC	POP	DMPA	LNG/ETG 皮下埋植剂	Cu-IUD	LNG-IUS
产后（哺乳）	<48h（包括胎盘娩出后立即植入）	－	－	－	－	1	不哺乳＝1，哺乳＝2
	≥48h 而＜4 周	－	－	－	－	3	3
	≥4 周	－	－	－	－	1	1
	产后脓毒血症	－	－	－	－	1	1

注：－表示无此项，VTE 表示静脉血栓栓塞。

五、合并基础疾病状态下的避孕方法的选择

（一）妇科常见疾病状态下避孕方法的选择及其级别（表 3-16）

表 3-16　妇科常见疾病状态下避孕方法的选择及其级别

类别		COC	POP	DMPA	LNG/ETG 皮下埋植剂	Cu-IUD		LNG-IUS	
子宫肌瘤	宫腔未变形	1	1	1	1	1		1	
	宫腔变形	1	1	1	1	4		4	
子宫内膜异位症和子宫腺肌病		1	1	1	1	2		1	
重度痛经		1	1	1	1	1		1	
盆腔炎、盆腔炎史	－	－	－	－	－	置入	继续	置入	继续
	盆腔炎后妊娠	1	1	1	1	1	1	1	1
	盆腔炎后未妊娠	1	1	1	1	2	2	2	2
	确诊为盆腔炎	1	1	1	1	4	2	4	2
阴道出血模式	不规则出血，血量较少	1	2	2	2	1		1	1
	出血时间延长，血量增加	1	2	2	2	2		2	2

1. 子宫肌瘤。

子宫肌瘤是女性生殖器官最常见的良性肿瘤，其临床症状取决于肌瘤的部位、大小、生长速度以及有无并发症等。子宫肌瘤剔除术是保留妇女生育功能常见的手术方式，对于有生育需求的子宫肌瘤剔除术后患者，为了降低瘢痕子宫妊娠期破裂的风险，建议在浆膜下肌瘤剔除术后避孕 3 个月，其他类型的肌瘤剔除术后应避孕 6~12 个月。COC、LNG-IUS 可在避孕的同时缓解月经过多、痛经等症状，可推荐为首选的避孕方法。

COC：子宫肌瘤并非使用 COC 的绝对禁忌证。有研究表明，低剂量的 COC 可能抑制子宫肌瘤的生长，同时减少月经量及出血时间。国内外相关指南均推荐子宫肌瘤患者选用 COC 避孕。《女性避孕方法临床应用的中国专家共识》推荐将 COC 作为子宫肌瘤患者的首选避孕方法。

LNG-IUS：LNG-IUS 可明显改善子宫肌瘤患者的月经过多症状，增加血红蛋白含量，并减小子宫体积。WHO 推荐将 LNG-IUS 作为不伴有宫腔变形的子宫肌瘤患者的首选避孕方法。对于黏膜下肌瘤患者，建议先行宫腔镜黏膜下肌瘤切除术，然后放置 LNG-IUS，可有效减少脱落率，减少月经量。

2. 子宫内膜异位症和子宫腺肌病。

子宫内膜异位症和子宫腺肌病患者应用激素避孕方法，可在避孕的同时达到缓解疼痛、减少月经量、预防术后复发等治疗目的，建议选择 COC、LNG-IUS、DMPA 或皮下埋植剂，推荐首选 COC 或 LNG-IUS 进行避孕。

（1）COC：COC 是子宫内膜异位症相关疼痛和原发性痛经的一线治疗药物，其主要作用机制为通过抑制排卵和子宫内膜生长，减少前列腺素分泌，从而缓解疼痛并减少月经量。对于有生育需求的子宫腺肌病术后患者，术后使用 COC 避孕可降低子宫腺肌病的复发率。对于暂无生育需求的子宫内膜异位症和子宫腺肌病患者，术后推荐使用 COC 避孕，周期性或连续性服用。

（2）LNG-IUS：欧洲人类生殖与胚胎学会（ESHRE）指南推荐将 LNG-IUS 用于子宫内膜异位症相关疼痛的治疗，以提高患者的生活质量。LNG-IUS 在缓解疼痛和减少月经量方面比 COC 更有效，在子宫腺肌瘤手术治疗后放置 LNG-IUS 可减少术后复发。建议 LNG-IUS 的放置应避开月经量多的时段，或者先注射促性腺激素释放激素激动剂（GnRH-a）3～6 个月，待子宫体积缩小后再放置，以防止下移或脱落，放置后应坚持随访。

（3）其他孕激素避孕药：DMPA 能抑制排卵，减少子宫出血以及月经相关症状，但长期使用可能导致骨密度降低，建议将其作为备选的避孕方法。

3. 子宫内膜增生症。

子宫内膜增生的发生与卵巢雌激素分泌过多而孕激素缺乏有关，常见于无排卵的月经状态。子宫内膜增生分为无不典型子宫内膜增生和不典型子宫内膜增生。

对于无不典型子宫内膜增生患者，LNG-IUS 和连续口服大剂量孕激素均可以有效逆转子宫内膜。英国皇家妇产科医师协会和英国妇科内镜学会（RCOG/BSGE）在 2016 年的《子宫内膜增生管理指南》中推荐 LNG-IUS 作为无不典型子宫内膜增生患者的一线选择，放置后应每 6 个月随访 1 次，直至连续两次内膜活检阴性。

对于不典型子宫内膜增生患者，应首选手术治疗。对于拒绝手术、希望保留生育功能者，应充分告知不典型子宫内膜增生存在潜在恶变以及发展为子宫内膜癌的风险，并对其进行全面评估，推荐首选 LNG-IUS 或口服孕激素避孕。

4. 子宫内膜息肉。

子宫内膜息肉的发生与局部雌激素受体的异常表达有关。美国妇科腹腔镜医师协会（AAGL）的《子宫内膜息肉诊断和管理指南》建议，对于小的无症状的息肉可以选择保守治疗，有证据显示约 25％的子宫内膜息肉可自行消退。宫腔镜子宫内膜息肉切除术后的复发率较高，因此对于术后暂无生育要求者推荐首选 LNG-IUS 或 COC 进行避孕，以降低术后子宫内膜息肉的复发率。

（1）COC：具有使子宫内膜萎缩和子宫内膜生长的双重效应，术后口服 COC 在修复受损的子宫内膜的同时，又能对抗子宫内膜局部的高雌激素状态，避免子宫内膜过度增生，减少子宫内膜息肉复发。对子宫内膜息肉患者行宫腔镜子宫内膜息肉切除术后让其服用 COC 并随访 2 年，发现其子宫内膜息肉的复发率明显低于未服用 COC 者。COC 在避孕的同时还可以控制月经周期，减少月经出血量及天数，对于术后复发的预防效果优于单纯孕激素治疗。

（2）LNG-IUS：宫腔镜子宫内膜息肉切除术后放置 LNG-IUS 可减少月经量，并可预防子宫内膜息肉复发。其机制可能为左炔诺孕酮直接作用于子宫内膜，强力抑制子宫内膜的增生。LNG-IUS 可以降低使用他莫昔芬患者的子宫内膜息肉的发生风险。专家组建议术后暂无生育要求者可将 LNG-IUS 作为首选的避孕方法。

5. 排卵障碍性异常子宫出血（AUB-O）。

排卵障碍包括稀发排卵、无排卵及黄体功能不足，主要是由下丘脑－垂体－卵巢轴功能异常引起，常见于青春期、生育期、绝经过渡期，也可因多囊卵巢综合征、肥胖、高催乳素血症、甲状腺疾病等引起。对于已完成生育或暂无生育要求的 AUB-O 患者，推荐采用 COC 或 LNG-IUS 进行避孕，均可以起到避孕、调控月经周期及保护子宫内膜的作用，尤其是对于绝经过渡期 AUB-O 患者，推荐将 LNG-IUS 作为首选的避孕方法。

（1）COC：COC 可用于 AUB-O 出血期的止血。出血停止后可调整月经周期，以预防子宫内膜增生和 AUB 复发，改善贫血状态，同时避孕。COC 还能够通过抑制卵巢和肾上腺活性，改善 PCOS 相关的多毛、痤疮症状。

（2）LNG-IUS：对已完成生育或近 1 年无生育计划的 AUB-O 患者，放置 LNG-IUS 可减少无排卵患者的出血量，预防子宫内膜增生。绝经过渡期妇女仍有生育能力，同样面临意外妊娠的风险，因此仍然需要避孕。尤其是绝经过渡期的 AUB-O 患者，由于绝经过渡期持续时间较长，且容易反复发作，更需要长期管理以控制症状复发，提高生活质量。绝经后 LNG-IUS 可联合雌激素进行激素补充治疗，抑制子宫内膜增生，保护子宫内膜，降低子宫内膜癌的发生风险。LNG-IUS 全身血药浓度低，长期使用对围绝经期妇女的脂代谢、肝功能影响小，不增加心脑血管疾病的风险。

6. 原发性痛经。

推荐原发性痛经者首选 COC 或 LNG-IUS 作为避孕方法，在高效避孕的同时有效地缓解痛经症状，提高生活质量。

（1）COC：COC 是原发性痛经的一线治疗药物，可通过抑制下丘脑－垂体－卵巢轴，抑制排卵，抑制子宫内膜生长，降低前列腺素和加压素水平，有效缓解痛经。

（2）LNG-IUS：WHO 推荐将 LNG-IUS 用于缓解重度痛经患者的症状。在国外，LNG-IUS 批准的适应证包括避孕、月经过多及痛经等。LNG-IUS 通过长期恒定地释放左炔诺孕酮抑制子宫内膜生长，使子宫内膜不利于受精卵着床，使子宫平滑肌静止，从而有效地避孕及治疗痛经。

7. 盆腔炎症性疾病（PID）。

PID 急性发作期间，应避免性生活直至感染痊愈。由于 PID 的发生与性传播疾病（STD）密切相关，所以在选择避孕方法时，不但要满足避孕的需求，还要预防生殖系统感染和 STD。推荐 PID 患者首选避孕套联合 COC 或 LNG-IUS 进行避孕。

（1）COC：COC 中的孕激素有助于形成子宫颈黏液栓，降低细菌上行感染的概率，降低子宫内膜炎、输卵管炎的发生率。正确使用 COC 避孕成功率高，可以降低非意愿妊娠和人工流产率，也有助于减少流产后发生 PID。使用 COC 期间，如果发生急性 PID，可继续服用 COC 直至抗生素疗程结束后再停药，应避免中途停药造成撤退性出血量增多。

（2）LNG-IUS：放置 LNG-IUS 的成年人或青少年 PID 的发生率均较低，仅为 0.4%～0.6%。对于有慢性 PID 的妇女，经治疗好转后再放置 LNG-IUS。发生 PID 的 LNG-IUS 使用者，无需取出 LNG-IUS，可以直接进行抗感染治疗，不影响 PID 的临床治疗效果。由于 LNG-IUS 不能预防 STD 和艾滋病，对于高风险人群，推荐使用避孕套联合 LNG-IUS 作为优选避孕方法之一。

（二）特殊疾病和状态下 WHO 推荐避孕方法的选择及分级（表 3-17）

表 3-17　特殊疾病和状态下 WHO 推荐避孕方法的选择及分级

类别		COC	POP	DMPA		LNG/ETG 皮下埋植剂	Cu-IUD		LNG-IUD
肥胖	BMI≥30	2	1	1		1	1		1
	初潮至 18 岁前且 BMI≥30	2	1	2		1	1		1
吸烟	<35 岁	2	1	1		1	1		1
	≥35 岁吸烟，<15 支/天	3	1	1		1	1		1
	吸烟≥15 支/天	4	1	1		1	1		1
高血压	收缩压 140～159mmHg，舒张压 90～99mmHg	3	1	2		1	1		1
	收缩压≥160mmHg 或舒张压≥100mmHg	4	2	3		2	1		2
	血管病变	4	2	3		2	1		2
	妊娠期高血压史，目前血压正常	2	1	1		1	1		1
	—	—	—	开始	继续	—	植入	继续	—
SLE	抗磷脂抗体阳性或未知	4	3	3	3	3	1	1	3
	严重血小板减少症	2	2	3	2	2	3	2	2
	免疫抑制剂治疗	2	2	2	2	2	2	1	2
	无上述各项	2	2	2	2	2	1	1	2
糖尿病	妊娠期糖尿病史	1	1	1		1	1		1
	无血管病变，非胰岛素依赖	2	2	2		2	1		2
	胰岛素依赖	2	2	2		2	1		2
	肾脏病变、视网膜病变、神经病变	3/4	2	3		2	1		2
	其他血管疾病或 20 年以上病史	3/4	2	3		2	1		2

类别		COC	POP	DMPA	LNG/ETG 皮下埋植剂	Cu-IUD	LNG-IUD
乳腺疾病	不能确诊的包块	2	2	2	2	1	2
	良性乳腺疾病	1	1	1	1	1	1
	有乳腺癌家族史	1	1	1	1	1	1
	乳腺癌，目前患病	4	4	4	4	1	4
	既往患病，经治疗后五年内无复发	3	3	3	3	1	3

第四章　不孕症

第一节　不孕症的定义及常见病因

一、不孕症的定义

女性未避孕、正常性生活至少 12 个月而未孕，称为不孕症（Infertillity），在男性称为不育症。不孕症分为原发性不孕症和继发性不孕症两大类。既往从未有过妊娠史，无避孕而从未妊娠者为原发性不孕症；既往有过妊娠史，而后无避孕连续 12 个月未孕者，称为继发性不孕症。不同民族、国家和地区不孕症的发病率存在差别，我国不孕症的发病率为 7%～10%。

二、不孕症的常见病因

（一）女性因素

女性因素主要有排卵障碍、输卵管因素、子宫因素、妇科疾病和免疫因素不明原因的不孕等。

1. 排卵障碍：排卵障碍指女性不能产生和（或）不能排出正常的卵子，有些排卵障碍的病因是持续存在的，有些则是动态变化的。对于月经周期紊乱，年龄≥35 岁，卵巢卵泡计数持续减少，长期不明原因不孕者，应首先考虑排卵障碍。

（1）下丘脑－垂体性排卵障碍：病变位于下丘脑和垂体，包括先天性因素和后天性因素。

下丘脑先天性异常：特发性下丘脑性腺功能减退症（Idiopathic Hypothalamic Hypogonadism，IHH）或卡尔曼综合征（Kallman Syndrome）等。

下丘脑后天获得性异常：下丘脑浸润性病变、肿瘤或头部创伤导致的器质性病变，以及由精神紧张、营养缺乏、剧烈运动等引起的下丘脑功能紊乱。

垂体分泌促性腺激素异常：垂体微腺瘤、Sheehan 综合征、空蝶鞍综合征等，导致垂体不能正常分泌促性腺激素刺激卵巢卵泡的发育。

（2）卵巢功能异常：卵巢储备功能下降（Decreased Ovarian Reserve，DOR）、早发

性卵巢功能不全（Premature Ovarian Insufficiency，POI）、卵巢早衰（Premature Ovarian Failure，POF）、多囊卵巢综合征、先天性卵巢发育不良、卵巢抵抗综合征。部分患者可因卵巢功能性肿瘤导致排卵异常。

卵巢储备功能下降（DOR）、早发性卵巢功能不全（POI）和卵巢早衰（POF）：这三种疾病实际上是卵巢功能从开始下降到完全丧失的过程。POI是指女性在40岁以前出现卵巢功能减退，主要表现为月经异常（闭经、月经稀发或频发）、促性腺激素水平升高（FSH>25U/L）、雌激素水平波动性下降。POF是指女性40岁以前出现闭经、促性腺激素水平升高（FSH>40U/L）和雌激素水平降低，并伴有不同程度的围绝经期症状，为POI的终末阶段。DOR是指卵巢内卵子细胞的数量减少和（或）质量下降，同时伴有抗苗勒管激素（AMH）水平降低、窦卵泡数（Antral Follicle Count，AFC）减少、FSH水平升高。患者生育力降低，但不强调年龄、病因和月经状态，可能原因有遗传因素，尤其是X染色体异常率可高达94%，也可能由医源性因素、免疫因素导致。

先天性卵巢发育不良：常见的疾病为特纳综合征，其染色体核型为45,X或者45,X和46,XX的嵌合体，少数患者也可能染色体正常。主要表现为卵巢为条索状，无卵泡发育，第二性征幼稚。

卵巢抵抗综合征：即卵巢不敏感综合征，可能与促性腺激素受体缺陷或突变有关。

多囊卵巢综合征（PCOS）：是育龄期妇女常见的由内分泌代谢紊乱引起的排卵障碍性疾病。PCOS的病因多样，临床表现有月经异常、不孕、高雄激素血症等，B超提示卵巢增大和（或）多囊状卵巢等，同时可伴有肥胖、胰岛素抵抗、血脂代谢异常等。

高泌乳素血症：可以引起妇女卵巢功能紊乱、月经异常、溢乳和不孕。

黄素化未破裂卵泡综合征（Luteinized Unruptured Follicle Syndrome，LUFS）：LUFS患者表现为月经中后期基础体温上升、孕酮水平升高、子宫内膜呈分泌期组织学的改变等，但腹腔镜检查未发现有卵巢表面的排卵斑，腹腔液中 E_2 和 P 水平低。LUFS的病因尚不清楚，可能与排卵期前列腺素的分泌有关，也可能与 H－P－O 轴功能紊乱和卵巢局部的粘连有关。

黄体功能不足（Luteal Phase Deficiency，LPD）：由于黄体分泌孕酮不足或孕酮对子宫内膜作用不足，导致子宫内膜不能在相应周期同步达到形态和组织学对应的状态，从而影响胚胎着床和正常妊娠。LPD的主要病因为卵泡生长障碍导致分泌孕酮的黄体细胞功能不全，也与子宫内膜对孕酮反应不良有关。LPD传统的诊断标准包括多个周期的BBT高温相少于12天，黄体中期孕酮水平低于10ng/mL，子宫内膜活检提示分泌期较实际月经周期天数推迟≥2天。

甲状腺、肾上腺等腺体疾病也可能通过影响 H－P－O 轴的功能影响卵泡的发育和排卵。

2. 输卵管因素。

（1）盆腔炎性疾病后遗症：大多数输卵管的损伤源于由下生殖道上行的感染，导致子宫内膜炎、输卵管炎、子宫旁组织炎甚至是输卵管－卵巢脓肿。引起感染的病菌主要有淋病奈瑟菌、沙眼衣原体和阴道的需氧菌或厌氧菌。患者曾有急性炎症阶段，炎症可导致盆腔解剖结构扭曲、输卵管阻塞、输卵管黏膜损伤、上皮纤毛损伤，肌层受损后导致蠕动功能障碍。炎症还可导致输卵管和卵巢解剖关系变化，而影响排卵。

（2）输卵管结核：结核杆菌可以使输卵管硬化，呈结节或串珠样改变，也可以使输卵管受到全层侵蚀，影响输卵管的通畅度和功能，还可能在盆腔形成粘连、包块，造成盆腔和输卵管功能和结构的破坏等。

3. 子宫因素：主要包括子宫先天性异常、子宫内膜损伤（子宫内膜结核及宫腔粘连）、子宫黏膜下肌瘤、子宫内膜息肉等。

（1）子宫先天性异常（图 4-1）包括双子宫、双角子宫、单角子宫、子宫纵隔等，这类患者在排除输卵管因素后，其妊娠率与正常者相似，但流产率明显增加。

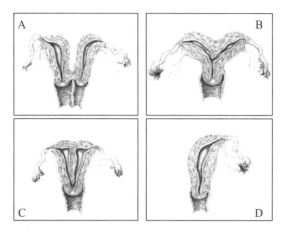

图 4-1 子宫先天性异常

A：双子宫；B：双角子宫；C：子宫纵隔；D：单角子宫。

（2）子宫内膜息肉（图 4-2）在月经周期正常的不孕妇女中的发病率约为 15.6%，子宫内膜息肉可能合并子宫内膜炎症、局部出血，影响胚胎和子宫内膜的正常识别。

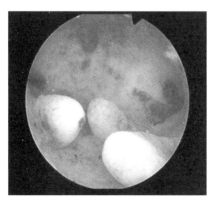

图 4-2 子宫内膜息肉

（3）宫腔粘连（Asherman 综合征）由多次的人工流产、清宫手术以及反复的宫腔操作、宫腔感染等引起，严重宫腔粘连的患者妊娠预后极差。正常子宫和宫腔粘连见图 4-3。

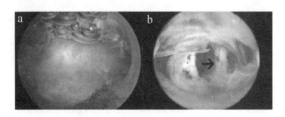

图 4-3　正常子宫和宫腔粘连

a：正常宫腔；b：宫腔粘连口。

（4）子宫肌瘤，尤其是黏膜下子宫肌瘤（图 4-4），可因影响宫腔形态而影响怀孕。

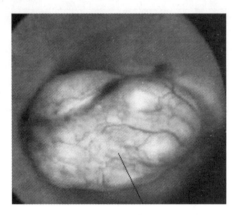

图 4-4　黏膜下肌瘤

（5）宫颈疾病：中、重度宫颈糜烂等可导致在排卵期子宫颈不能有效分泌稀薄黏液容许精子通过，使精子不能正常运送到输卵管与卵子相遇。

（6）宫内膜异位症（EMS）：育龄妇女中 EMS 的发病率约为 10%，患者不孕症的发病率约为 50%。EMS 的典型症状为盆腔痛和不孕，与不孕的确切关系和机制目前尚不明确，多由于盆腔和宫腔免疫功能紊乱影响排卵、输卵管功能、受精、黄体形成、胚胎着床以及盆腔器官粘连等而导致不孕。

（二）男性因素

男性因素主要包括生精障碍和射精障碍，根据发生部位可分为睾丸前因素、睾丸性因素及睾丸后因素。

1. 睾丸前因素：主要为低促性腺激素性性腺功能减退症、高促性腺激素性性腺功能减退症、高催乳素血症等，表现为睾酮缺乏影响精子发生，同时可导致勃起功能、射精功能受到影响。

2. 睾丸性因素：为影响男性不育的主要因素，最常见的病因为精索静脉曲张，约 12% 的男性患此病，精液常规参数异常的比例高达 25%，这是可以通过手术治疗矫正的病因。其他常见的原因还有隐睾、睾丸癌、睾丸损伤和唯支持细胞综合征（Sertoli Cell Only Syndrome，SCOS）。遗传性因素包括核型异常和 Y 染色体微缺失，比较常见的核型异常为克氏综合征（47,XXY）和染色体易位。Y 染色体微缺失在无精症男性中发生率为 11%～18%，表现为无精或少精。

3. 睾丸后因素：主要包括输精管缺如和梗阻、射精管梗阻、神经损伤等。

（三）不明原因的不孕

不明原因的不孕占不孕的 10％～20％。男女双方均可能存在不孕因素。经现有的不孕症检查，女方排卵正常、输卵管通畅，男方精液检查正常。不明原因的不孕可能与免疫性因素、潜在的卵子质量异常、精卵结合异常等有关。

第二节　不孕症的诊断方法

通过男女双方全面检查找出不孕症的病因是诊断和治疗的关键。

一、女方检查

（一）病史采集

了解不孕病史、不孕年限、近期体重变化、情绪波动以及月经生育史、盆腔手术史等相关情况。

（二）体格检查

进行全身检查，尤其是内外生殖器检查。

（三）特殊辅助检查

1. 基础体温测定：每天早晨醒后不活动、不起床，夜班工作者安静休息 4～6 小时后，测定舌下温度，连续记录。基础体温可以大致反映排卵的情况和黄体功能，由于测定较复杂，受个体条件影响大，临床仅作为诊断参考。

2. B 超监测卵泡发育：应用 B 超监测排卵，尤其是阴道超声，可以检查子宫大小和形态、子宫内膜厚度和分型、卵巢储备状态、窦卵泡数和卵巢体积、优势卵泡发育及排卵情况、双侧附件区有无异常（包块、积水）等。

3. 激素检查：性激素水平在月经周期不同时间有差异。月经第 2～5 天检查可以反映卵巢储备功能及基础状态，在黄体中期（周期 21 天左右）检查孕酮水平可以反映黄体功能及排卵情况，可以同时检查甲状腺、肾上腺功能。

4. 输卵管通畅度检查：对于既往有盆腔手术史和妊娠史的患者，如果月经周期基本正常，输卵管通畅度检查是首要考虑的。方法有以下几种：

（1）子宫输卵管造影（Hysterosalpingogram，HSG）：在月经干净后 3～7 天进行，观察造影剂注入子宫和输卵管的动态变化，碘油造影后 24 小时拍片，可以观察盆腔内造影剂弥散的情况。此方法是最常用的检查输卵管通畅度的方法。

（2）子宫输卵管超声造影（图 4-5）：通过向宫腔注液或造影剂，可在超声下观察宫腔的形态和占位，同时观察输卵管的通畅情况。

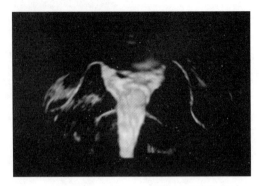

图 4-5 子宫输卵管超声造影

（3）子宫输卵管通气术：根据通气速度、通气压力和患者的自我感觉等粗略判断输卵管的通畅情况，目前已很少应用。

（4）腹腔镜联合通液检查：可以在直视下观察盆腔、子宫及输卵管的外观，术中结合输卵管通液情况可以判断通畅度。腹腔镜检查是诊断子宫内膜异位症的"金标准"，可同时进行手术治疗及矫正输卵管的阻塞。

（5）宫腔镜检查：观察宫腔形态、内膜色泽及厚度，双侧输卵管开口以及有无宫腔粘连、子宫内膜息肉和黏膜下肌瘤等病变，并进行相应的治疗。

（6）其他检查：上述检查未发现特殊病变时，可考虑进行免疫学检查，包括抗精子抗体、抗子宫内膜抗体和抗心磷脂抗体等的检查。对于原发性闭经或生殖器发育异常的患者，应做染色体核型分析。

二、男方检查

（一）病史和体格检查

病史包括不育年限、性生活情况、既往生育史、近期不育症相关检查及治疗经过、生长发育史、手术史、不良习惯、有毒有害物质接触史、家族史等。体格检查包括全身检查，尤其是外生殖器检查。

（二）精液检查

初诊时男方一般要进行 2 或 3 次精液检查，检查结果以《WHO 人类精液及精子–宫颈黏液相互作用实验室检验手册（第 5 版）》的参考值作为判断标准（表 4-1）。显微镜下的正常精子见图 4-6。

表 4-1 精液常规正常值参数

参数	2010 年 WHO 参考值下限（第 5 百分位，95%CI）
精液体积（mL）	1.5 (1.4~1.7)
精子总数（10^6/一次射精）	39.0 (33.0~46.0)
精子浓度（10^6/mL）	15.0 (12.0~16.0)
总活力（PR+NP,%）	40.0 (38.0~42.0)
前向运动精子率（PR,%）	32.0 (31.0~34.0)
存活率（活精子,%）	58.0 (55.0~63.0)
精子形态学（正常形态,%）	4.0% (3.0~4.0)
pH 值	≥7.2
白细胞（过氧化物酶染色阳性）	$<1.0×10^6$/mL
MAR 试验（与颗粒结合的活动精子,%）	<50.0
免疫珠试验（与免疫珠结合的活动精子,%）	<50.0
精浆锌（μmoL/一次射精）	≥2.4
精浆果糖（μmoL/一次射精）	≥13.0
精浆中性葡萄糖苷酶（mL/一次射精）	≥20.0

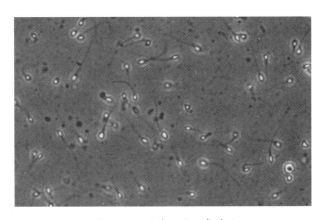

图 4-6 显微镜下的正常精子

第三节 不孕症的治疗

不孕症的治疗原则：尽量采用自然、安全、合理的方案进行治疗，选择治疗方式时应充分考虑患者的年龄、卵巢的生理年龄、治疗方案的合理性和有效性以及性价比。

一、一般治疗

首先改善生活方式，戒除不良的生活习惯，纠正营养不良、超重和贫血等，掌握性知识，了解排卵规律，性交频率适中，调整心理状态，以增加受孕的机会。对于女方年龄小，卵巢功能正常，不孕年限≤3年，男方精液质量正常，对生育要求不迫切的夫妇，可以先试行期待疗法，也可以配合中医药进行治疗。

二、女性因素的治疗

（一）输卵管因素的治疗

1. 输卵管因素的手术治疗。

对于输卵管不同部位的阻塞或粘连，可以在腹腔镜下进行输卵管造口术、输卵管整形术、输卵管吻合术以及输卵管子宫移植术等，以达到输卵管再通的目的。术中可同时处理影响妊娠的盆腔粘连等。手术效果取决于伞端组织保留的完整程度。对于较严重的输卵管积水，估计输卵管整形术效果不佳者，应与患者及家属充分沟通，征得其知情同意后，行双侧输卵管切除或结扎手术，以阻断炎性积水对子宫内膜环境造成的干扰，为辅助生殖创造条件。

采用手术方式治疗输卵管性不孕，必须考虑多方面的因素，包括年龄、卵巢功能、既往生育史、输卵管病变的部位和程度、是否存在不孕因素以及患者及家属的意愿等。

2. 体外受精－胚胎移植。

对于输卵管手术和体外受精－胚胎移植（IVF）治疗不孕的比较，目前尚无循证医学证据判断两者的优劣。输卵管手术的优势在于通过一次手术可以获得多次妊娠的可能，同时避免了使用促排卵药物引起的卵巢过度刺激综合征的风险，并显著减少了多胎妊娠对母婴健康的影响；其缺点是手术并发症和术后较高的异位妊娠率。IVF的优势在于避免了手术风险，有较稳定和较高的妊娠率；缺点是存在卵巢过度刺激综合征和多胎妊娠的风险。

3. 黏膜下肌瘤、子宫内膜息肉、宫腔粘连、子宫纵隔等可影响受精卵的着床和胚胎的发育，可行宫腔镜手术改善宫腔环境。

（二）排卵障碍的治疗

1. 抗雌激素类药物。

（1）枸橼酸氯米芬（Clomiphene Citrate，CC）：通过竞争性结合下丘脑雌激素受体，干扰雌激素对下丘脑的负反馈，使垂体分泌FSH和LH增加，从而促进卵泡生长。CC还可以作用于卵巢，增强颗粒细胞对垂体促性腺激素的敏感性和芳香化酶的活性。CC的不良反应为结合子宫内膜和宫颈雌激素受体，影响子宫内膜对雌激素的反应以及着床和排卵期的宫颈黏液分泌，从而影响精子穿透。

用法：月经或撤退性出血的第3~5天开始口服，起始剂量为50mg/d，连续服用5天，停药后4~5天开始监测卵泡，排卵多出现在停药后的5~12天。如50mg/d无效，可以考虑下一个周期增加剂量至100mg/d，最高可达到150mg/d。如果服用50mg/d的剂量后，卵巢反应较敏感，可以在下一个周期将剂量降低到25mg/d。如剂量增加到

150mg/d 仍然无卵泡发育，可诊断为氯米芬抵抗，需要再次促排前重新评估卵巢状况，必要时进行预处理。

（2）他莫昔芬：作用机制与 CC 相同，对宫颈和子宫内膜起激动作用而非拮抗作用，有利于胚胎着床和妊娠，降低流产率。与 CC 比较的临床研究尚有很多争议，尤其是长期使用后子宫内膜增生或子宫内膜癌的发病风险可能增加，因此不宜作为促排卵治疗的首选药物。

（3）芳香化酶抑制剂：来曲唑（Letrozole，LE）是第三代芳香化酶抑制剂。在促排卵治疗中可能从以下两个方面发挥促排卵作用：①限制雄激素向雌激素转化，造成体内雌激素相对不足，影响雌激素对下丘脑－垂体的负反馈作用，导致 Gn 分泌增加而促进卵泡发育。②雄激素在卵泡内积聚，增强 FSH 受体的表达并促使卵泡发育。卵泡内雄激素的积聚还可刺激胰岛素样生长因子－Ⅰ（IGF－Ⅰ）及其他自分泌和旁分泌因子的表达增多，在外周水平通过 IGF－Ⅰ系统提高卵巢对激素的反应性。

用法：月经或撤退性出血的第 3~5 天开始服用，起始剂量为 2.5mg/d，服用 5 天。如果第一个治疗周期无卵泡发育，下个周期促排卵时可加量至 5mg/d，最高剂量可达 7.5mg/d。研究显示，LE 诱导排卵，排卵率、活产率及单卵泡发育率优于 CC，多胎妊娠率低于 CC，出生缺陷无统计学差异。国外和国内的 PCOS 相关指南和共识中，均将 LE 作为 PCOS 患者的一线促排卵药物。

2. 促性腺激素（Gn）：分为尿源性促性腺激素和基因重组促性腺激素两类。前者包括人绝经后促性腺激素（HMG）、尿促卵泡激素（uFSH）和人绒毛膜促性腺激素（HCG）。基因重组促性腺激素包括重组促卵泡雌激素（rFSH）、重组促黄体生成素（rLH）和重组人绒毛膜促性腺激素（rHCG）。这类药物直接作用于卵巢颗粒细胞，促进卵泡发育，主要用于下丘脑－垂体中枢排卵障碍患者、PCOS 的二线促排卵治疗药物、因排卵障碍导致的不孕和其他不孕症的治疗。

3. 促性腺激素释放激素（GnRH）类似物：可分为 GnRH 激动剂（GnRH Agonist，GnRH-a）及 GnRH 拮抗剂（GnRH Antagonist，GnRH-ant），用于各种控制性卵巢刺激方案。

（1）GnRH-a：为合成类药物，分为长效 GnRH-a 和短效 GnRH-a 两种剂型。与体内分泌的 GnRH 相比，其半衰期更长，与垂体的 GnRH 受体亲和力强，生物活性高。在使用后会有早期（约在首次给药的 12 小时内）的急剧刺激垂体分泌 Gn 的点火效应（Flare Up）和用药后 7~14 天产生的抑制垂体分泌 Gn 的降调节作用（Down Regulation）。停药后 6~8 周垂体功能可逐渐恢复。

（2）GnRH-ant：作用机制是与垂体 GnRH 受体竞争性结合，直接抑制垂体释放 Gn。其起效快，作用时间短且可逆，停药后垂体功能可迅速恢复，抑制作用为剂量依赖性，不具有刺激促性腺激素释放的功能，不存在点火效应。GnRH-ant 参与的 COS（Control Ovary Stimulation）方案为拮抗剂方案，根据加用 GnRH-ant 的时间可分为固定方案和灵活方案。

三、男性因素的治疗

（一）男性不育的内分泌治疗

低促性腺激素性性腺功能减退症分为先天性低促性腺激素性性腺功能减退症和获得性低促性腺激素性性腺功能减退症。卡尔曼综合征为 X 染色体连锁隐性遗传病。脑垂体的肿瘤和手术等也可能造成脑垂体功能低下，引起低促性腺激素水平。低促性腺激素性性腺功能减退症常用促性腺激素替代治疗，药物有 HCG 和 rFSH，治疗周期为 6~9 个月，患者经过治疗后有精子产生。目前外源性 GnRH 提供了另外一个途径，即使用垂体激素泵，以脉冲的方式释放 GnRH，重建正常的 G－P－H 轴生理功能，取得了非常好的效果。

（二）男性不育的外科治疗

精索静脉曲张为男性不育最常见的病因，临床上有可触及的精索静脉曲张和精液质量异常，应进行手术治疗，可改善精子质量，提高妊娠的可能性。对于由结扎或生殖系统感染等原因引起的男性生殖管道梗阻，可采用输精管吻合术和输精管－附睾吻合术来进行治疗，复通率和妊娠率约为 74％和 40％。无精子症约占男性不育的 10％，分为梗阻性无精子症（Obstructive Azoospermia，OA）和非梗阻性无精子症（Non-obstructive Azoospermia，NOA）。可通过穿刺取精的方式获得精子。穿刺取精技术包括经皮附睾穿刺抽吸取精术（Percutaneous Epididymal Sperm Aspiration，PESA）和睾丸穿刺抽吸取精术（Testicular Sperm Aspiration，TESA）。随着男科显微外科的发展，显微精索静脉曲张手术等能有效地减少并发症，显微睾丸取精术（Micro-TESA）可以显著提高获得精子的比例，尤其是对于穿刺取精失败者和克氏综合征患者。

（三）男性不育的其他治疗

精子对活性氧（Reactive Oxygen Species，ROS）非常敏感。氧化应激对人类精子功能影响的病理生理被广泛研究，尽管研究结论并不一致，但体外和体内的抗氧化治疗都似乎有助于改善精子质量，常用的药物有维生素 E、辅酶 Q10 等。随着精子库技术的逐渐发展，精子保存也逐渐成为男性不育的辅助治疗手段，经过内分泌治疗获得精子者、通过手术获得极少量精子者、严重少弱精症患者等都可以及时保存精子，以满足辅助生殖治疗所需。尤其对于男性肿瘤患者，在放化疗前进行生育力评估和精子保存，可以最大限度地保存生育力，以备将来生育所需。

第四节　常见的妇科疾病与不孕

一、子宫内膜异位症（EMS）与不孕

（一）病因

EMS引起不孕的原因复杂，机制目前尚不明确，可能涉及自身免疫、内分泌障碍、前列腺素分泌异常及机械因素等。

1. 女性盆腔正常生理结构改变及输卵管病变。

EMS的主要病变部位是卵巢，病灶区使盆腔内附件粘连。卵巢囊肿过大时会造成子宫、直肠与周围组织粘连，导致解剖结构不清。子宫内膜异位囊肿因内压过高破裂后，在盆腔内随机种植，造成腹膜粘连，导致盆腔正常生理结构发生改变，并引起输卵管病变，从而影响输卵管伞端对卵细胞的摄取以及将受精卵运送至子宫的过程。卵巢周围过度粘连也将影响正常卵子的产生，从而导致不孕。

2. 免疫因素。

EMS病灶可能接触到腹腔液，而腹腔液的含量、细胞活性因子等则构成了生殖的免疫微环境，一旦发生改变，可导致生殖障碍。EMS的发生主要与经血逆流相关，而子宫内膜碎片被机体免疫系统识别后，会产生大量巨噬细胞，不仅会影响男方精子，还可破坏子宫内膜细胞的正常生理功能，影响输卵管的正常蠕动，释放白介素-6（IL-6）、肿瘤坏死因子（TNF）和干扰素等，这些不良因素可导致精子活性降低，影响胚胎着床及早期胚胎发育，致使不孕症发生。此外，抗子宫内膜抗体是病理反应性抗体，会导致腺体分泌变差，从而影响胚胎着床。

3. 内分泌紊乱。

大量的研究发现，EMS患者内分泌及卵巢功能发生紊乱可导致排卵功能障碍、黄体功能不足、未破裂卵泡黄素化综合征及高泌乳素血症等一系列导致不孕的变化，这些变化又将作用于异位的子宫内膜，引发恶性循环，从而导致不孕。

（二）诊断

1. 腹腔镜检查是诊断EMS的"金标准"，也是有效的治疗手段。对于疑似由EMS造成的不孕、血清CA125浓度升高、慢性盆腔疼痛伴有进行性痛经加重、韧带增粗扪及触痛结节，而超声检查又无阳性发现的患者，腹腔镜应作为首选的确诊方法。

2. 超声作为一种安全、简便有效、无痛苦、创伤小、易于动态观察的快速检查手段，已经成为诊断EMS的首选方法。通过典型的临床症状及阴道超声检查，基本可以在术前诊断出EMS。阴道超声对腹膜后和子宫骶骨的病灶有一定的诊断价值，尤其是对直肠、乙状结肠病灶具有显著的诊断价值，但对无卵巢异位囊肿的EMS患者，通过无创检

查手段在术前的确诊率仅为 38%。CT 和 MRI 主要适用于患有子宫内膜异位囊肿及异位灶深部浸润的患者，特别是 MRI，凭借其信号特征典型、无需增强等特点，已成为重要的鉴别诊断方法。

3. CA125 在早期 EMS 患者中与正常妇女存在重叠，因此不能单独作为诊断和鉴别诊断的实验室指标。

4. EMS 分期：1985 年 Buttram 提出了修订的 AFS 分期法，按照腹膜、卵巢病变的大小和深浅、卵巢输卵管粘连的范围以及粘连的厚薄、直肠子宫陷凹的封闭程度，将其分为Ⅰ期（微小病变）、Ⅱ期（轻度）、Ⅲ期（中度）和Ⅳ期（重度）（表 4-2）。子宫内膜异位症生育指数（Endometriosis Fertility Index，EFI）是由 Adamson 与 Pasta 在 2010 年提出的一项新的评估标准，对于预测 EMS 患者术后的妊娠率有重要的价值。

表 4-2 子宫内膜异位症分期（修正后的 AFS 分期法）

		病灶大小				粘连范围		
		<1cm	1~3cm	>3cm		<1/3 包入	1/3~2/3 包入	>2/3 包入
腹膜	浅	1	2	4				
	深	2	4	6				
卵巢	右浅	1	2	4	薄膜	1	2	4
	右深	4	16	20	致密	4	8	16
	左浅	1	2	4	薄膜	1	2	4
	左深	4	16	20	致密	4	8	16
输卵管	右				薄膜	1	2	4
					致密	4	8	16
	左				薄膜	1	2	4
					致密	4	8	16
直肠子宫陷凹闭塞		部分 4			全部 40			

备注：若输卵管全部包入则改为 16 分。计分标准：此分期法将子宫内膜异位症分为四期：Ⅰ期（微型），1~5 分；Ⅱ期（轻型），6~15 分；Ⅲ期（中型），16~40 分；Ⅳ期（重型），>40 分。

（三）EMS 合并不孕的治疗

首先按照不孕的诊疗流程进行全面的不孕症检查，排除其他病因。若单纯药物治疗无效，则考虑手术治疗。腹腔镜是首选的手术方式，同时可以评估 EMS 的类型、分期和 EFI。术后根据疾病分期和 EFI 评分决定后续的治疗方式：年轻（年龄<35 岁），Ⅰ~Ⅱ期，EFI 评分较高者，可期待自然妊娠 6 个月，同时给予生育指导，必要时可使用促排卵药物辅助怀孕或在宫腔内人工授精周期中使用促排卵药物，以提高妊娠率；Ⅲ~Ⅳ期，年龄>35 岁，不孕超过 3 年，同时有卵巢储备功能下降或既往有手术史者，尤其是卵巢/子宫内膜异位囊肿复发后，再次手术会对卵巢造成不可逆的损伤，因此首选 IVF。术前可对卵巢囊肿进行穿刺后直接考虑进行体外受精。

助孕方式的选择和预处理：在对子宫内膜异位症患者进行生育教育时，要充分考虑子宫内膜异位症对生育的影响。几项关于子宫内膜异位症合并不孕患者的期待治疗研究结果显示，患者的生育力为 2.4～3.0/100 病人/月。但随着疾病程度的加重、年龄的增加、不孕年限的延长，妊娠率显著下降。对轻度子宫内膜异位症不孕患者，如果卵巢功能正常，可以进行期待治疗，如果经短期观察（0.5～1 年）仍未妊娠，则应采取其他治疗措施。中、重度子宫内膜异位症患者也可以进行期待治疗，但其妊娠率低于轻度子宫内膜异位症患者。现已证实重度子宫内膜异位症患者的自然受孕率接近于 0。重度子宫内膜异位症患者不适合期待治疗。

在选择助孕方式时，对于轻、中度 EMS，输卵管通畅，卵巢储备功能正常者，可考虑行控制性超促排卵（COH）加宫腔内人工授精（Intrauterine Insemination，IUI）治疗，卵泡期可使用促性腺激素，在药物控制下刺激卵巢，多刺激几个成熟卵泡，配合人工授精，每个周期能够达到 10％～17％的临床妊娠率。对年龄≥35 岁的子宫内膜异位症患者或卵巢功能已经衰退的患者，可以直接采用 IVF－ET 助孕。

对于 EMS 患者在进入助孕治疗前是否需要进行手术预处理，目前仍有争议。对于在 IVF 之前手术清除病灶是否可以改善卵子质量及子宫内膜容受性，从而改善 IVF 的助孕结局，目前尚未取得一致性的结论。对于中、重度的 EMS 患者，IVF 前剥除卵巢/子宫内膜囊肿和分离深部浸润型 EMS 病灶周围的致密粘连，会直接影响卵巢的储备功能，导致卵巢反应下降，尤其是对双侧卵巢囊肿、卵巢功能已下降或既往有卵巢/子宫内膜异位囊肿手术史者，应充分告知其手术可能影响卵巢功能的风险。当发生以下情况时，建议手术治疗后再行 IVF：合并输卵管积水、盆腔疼痛明显、卵巢囊肿较大（直径＞4cm）、近期内增长迅速或可疑恶变等。术前应充分评估卵巢的储备功能，必要时可以先进行胚胎冻存，在解冻移植前进行手术。

EMS 患者在 IVF 或卵胞质内单精子注射（ICSI）之前建议使用 3～6 个月的促性腺激素释放激素激动剂（GnRH-a）治疗，可能会通过改善子宫内膜容受性和提高卵巢的反应性、增加成熟卵母细胞数而提高临床妊娠率。

反复发生卵巢内膜样囊肿，且已有一次或多次手术剥离卵巢囊肿的患者，在进入 IVF 周期前、在 GnRH-a 预处理过程中进行囊肿穿刺抽吸，比再次进行腹腔镜手术治疗有更多的获卵数，但在优质胚胎形成率和临床妊娠率方面无差别。

二、子宫腺肌病与不孕

子宫腺肌病（Adenomyosis，ADS）是临床常见的雌激素依赖性疾病，是由子宫内膜组织侵入到子宫肌层生长所致，也是育龄妇女的常见疾病之一。对于 ADS 的发病原因及其与不孕症的关系的研究远不如对 EMS 的深入。近年来，越来越多的资料显示，ADS 可明显损害女性生殖功能，与不孕症的发生有关。

（一）子宫腺肌病导致不孕的可能机制

1. 引起子宫解剖结构的异常：①子宫腺肌病的子宫内膜－肌层交接处（Endometrial Myometrial Interface，EMI）的超微结构异常，导致异常节律收缩及蠕动，造成精子运输、受精卵运送和着床障碍，降低子宫对妊娠的维持能力；②EMI功能异常导致病理妊娠的可能性增大，使妊娠相关疾病的发生率增高；③约有20％的患者合并有EMS，也可能协同EMS导致不孕症的发生。

2. 引起子宫内膜改变：①ADS患者的异位内膜细胞中，由于局部芳香化酶表达增加，影响子宫内膜局部对雌激素的代谢，导致子宫内膜容受性下降；②子宫内膜炎症反应及氧化应激反应异常，影响子宫内膜容受性；③直接影响与胚胎着床相关的激素受体、相关基因和蛋白的表达，局部血管异常增生，影响子宫内膜容受性。

3. 引起免疫系统异常：子宫内膜局部炎性免疫异常信号通路的激活，可直接影响胚胎着床。

4. 其他影响：ADS患者常伴有性交痛和严重痛经，造成对性生活的排斥，可导致生育力下降。

（二）子宫腺肌病诊断

1. 临床表现。

半数以上的患者有进行性加重的继发性痛经，常有月经过多、经期延长或不规则出血、不孕，体检发现子宫均匀性增大，质硬，可合并EMS和子宫肌瘤。

2. 辅助检查。

（1）超声检查易发现增大的子宫，病变部位为等回声或回声增强，病灶与周围无明显界限，肌层不均匀增厚，内膜线发生偏移。彩色多普勒超声检查可发现病灶部位有丰富血流。

（2）MRI检查：显示子宫内存在界限不清、信号强度低的病灶，T_2加权像可有高信号强度的病灶，子宫内膜-肌层结合带变宽（>12mm）。

（3）血清CA125水平可增高。

（4）病理学检查是诊断的"金标准"。

（三）子宫腺肌病合并不孕的治疗

对于有生育要求的子宫腺肌病患者，可选择药物治疗（GnRH-a）或保守性手术加药物治疗后酌情进行辅助生殖技术（Assisted Reproductive Technology，ART）治疗，有子宫手术史的患者需注意术后妊娠时子宫破裂的风险。

在对子宫腺肌病合并不孕的患者进行ART治疗时，应重视对患者卵巢储备功能的评估，重视合并的异常子宫内膜状态。由于子宫腺肌病是雌激素依赖性疾病，在ART治疗后的高雌激素状态下，如果患者未能妊娠，可能会促进腺肌病的发展，因此要重视治疗周期与胚胎移植周期的关系。

对于卵巢储备功能低下的子宫腺肌病患者，可以考虑使用微刺激、温和刺激甚至是自然周期方案，经过一定时间的治疗，先积攒一定数量的卵子和可移植胚胎，使用超长GnRH-a方案降调节，再利用人工周期促进子宫内膜生长，进行冻胚解冻后移植。

三、子宫内膜息肉与不孕

子宫内膜息肉（Endometrial Polyps，EP）是临床常见的宫腔内占位性良性病变，为子宫内膜局部的良性突起，其大小不一，呈有蒂或无蒂形态，可单个或多个发生。EP 分为功能性息肉、增生性息肉、绝经后息肉和腺肌瘤型息肉四种，其中以增生性息肉最为常见。显微镜下 EP 表面被覆子宫内膜上皮，间质由梭形的成纤维细胞和结缔组织以及大的厚壁血管组成。

由于 EP 无症状，其真实的发病率仍然是未知数。有研究表明，有症状的 EP 患者中仅有 24% 被确诊。根据不同人群的研究报道，EP 的患病率为 7.8%～34.9%，且多为良性病变，但存在一定的恶变概率。肥胖、糖尿病、高血压可增加 EP 的恶变风险。不孕妇女中，EP 的发病率相对较高。有研究报道指出，在不孕症、复发性流产或早产患者的子宫内膜研究中发现，原发性不孕症患者在宫腔镜下的主要病变为子宫内膜息肉。随着辅助生殖技术的发展，为提高不孕症夫妇治疗的有效性，常在胚胎移植和反复胚胎着床失败的情况下用宫腔镜评估子宫内膜的情况，使得 EP 的检出率增加至 32%。

（一）EP 的发病机制

1. 激素失调：多项研究证明，EP 为激素依赖性疾病，是由子宫内膜局部雌激素受体（Estrogen Receptor，ER）和孕激素受体（Progesterone Receptor，PR）表达异常所致。ER 可为过度表达或正常表达，而 PR 为低表达，导致孕激素无法对抗子宫内膜的增生功能，使内膜过度增生。子宫内膜局部细胞色素芳香化酶 P450 功能亢进，促使子宫内膜局部雌激素合成增加，同时 ER、PR 异常表达，引起子宫内膜局部增生，导致 EP 发生。

2. 感染、炎症因素：宫腔内菌群失调可能是宫腔内炎症的病因之一，也是 EP 形成的重要促进因素。有研究发现，在发生 EP 的内膜组织中，核因子 κB（Nuclear Factor，NF-κB）的表达增强和致炎因子环氧化酶-2（Cyclooxygenase，COX-2）的表达增高，间接证实了炎症因素在 EP 形成中的作用。另外，有报道认为人乳头瘤病毒（Human Papilloma Virus，HPV）也可能是 EP 的潜在致病因素之一。

3. 氧化应激：目前部分研究者认为，性激素的周期性变化和氧化应激之间存在关联。在抗氧化酶活性方面，EP 组和正常对照组中总抗氧化态（TAS）和总氧化态（TOS）水平表达无统计学差异，但是在息肉组、萎缩内膜组和肌瘤组 TAS 和 TOS 水平表达呈中强度相关，因而提示 EP 可能是子宫内膜局部组织受自动氧化因子作用而发生的病理性改变。

4. 细胞因子表达异常：血管内皮细胞生长因子（Vascular Endothelial Cell Growth Factor，VEGF）在有血管大量形成的息肉中可能出现高表达，导致异常子宫出血。转化生长因子-β（Transforming Growth Factor，TGF-β）、肿瘤坏死因子-α（Tumor Necrosis Factor，TNF-α）、胰岛素样生长因子（Insulin-like Growth Factor，IGF-I）、胰岛素样生长因子相关蛋白 1（IGP-BP）、同源框基因 A10（HOXA10）和基质金属蛋白酶（Matrix

Metalloproteinase，MMP-9）的异常表达均可能导致 EP 的发生。

5. 细胞增生与凋亡失衡：有研究证明，与细胞增生和凋亡相关的部分基因，如 B 淋巴细胞瘤-2（*BCL*-2）基因，*P*63、*P*16 基因，肿瘤抑制基因（*PTEN*）等之间的表达失衡，均可导致 EP 的发生。

（二）EP 引起不孕的原因

1. 影响精子和胚胎的运输：位于子宫和输卵管结合部位的息肉可能干扰精子的运输和精卵结合，从而影响妊娠。有报道 EP 可能导致宫腔内液体成分（如糖蛋白 Glycodelin）含量异常，妨碍精卵结合。

2. 干扰胚胎着床：①多发性息肉可造成宫腔形态改变，缩小宫腔容积，在宫腔内形成占位，阻碍胚胎着床；②子宫内膜的长期炎症反应与不规则出血可干扰胚胎着床；③影响子宫内膜局部的芳香化酶表达，导致局部激素及激素受体活动异常，从而影响胚胎着床。

（三）EP 的辅助检查及诊断

1. 阴道超声检查（Transvaginal Ultrasonography，TVUS）：是筛查子宫内膜息肉样病变的首选方法。超声下 EP 的诊断标准：子宫腔内见不均匀低回声或稍高回声、周边高回声，与子宫壁边界清楚，形状呈椭圆形，内部可见大小不一的透明区，子宫内膜与息肉相连的纤维蒂清晰，子宫内膜弧线偏移。彩色多普勒超声检查显示，部分息肉内部可见星点状或条状血流信号。阴道超声检查对子宫内膜息肉样病变的检出率高，检查时间为月经干净后。对于病变性质的鉴别诊断，需要病理学检查以避免漏诊、误诊，最好在月经干净后再进行 B 超复查或宫腔镜检查。

2. 宫腔镜检查：宫腔镜检查诊断 EP 的敏感度、特异度、阳性预测值均较高，能够避免诊断性刮宫或子宫内膜活检造成的漏诊，但对医院的设备、医生的宫腔镜操作技术有相应的要求。

3. 子宫输卵管造影（HSG）：HSG 对于 EP 的检测敏感性较高，但特异性差。由于其有创性及存在电离辐射，临床上较少作为 EP 的首选辅助诊断手段。

（四）EP 的治疗

1. 期待治疗：约有 25％的 EP 可在月经期随着子宫内膜的剥脱而自行消退，特别是对于小的（<1cm）、无症状的 EP，可以短期保守期待，定期复查。

2. 手术治疗：对于有症状的 EP 或短期内随访未自然消退的无症状 EP，可在宫腔镜下行息肉切除术，同时在术中进行病理学检查，可有效降低复发率，改善月经状况。手术应选择在早卵泡期实施，以便于观察息肉的位置、大小和数量。常用的手术方法为宫腔镜下电切术（TCRP）、宫腔镜下息肉钳夹术。多发性息肉占满宫腔，为减少宫腔粘连，可考虑分次切除。有生育要求者，要注意在术中保护正常子宫内膜，减少损伤，切除深度尽量不超过 3mm。

3. 盲视手术：分为传统诊刮手术和钳夹手术。由于盲视手术的病灶定位较差，术中不能完全去除息肉，术后复发率明显增高。

4. 短效口服避孕药（COC）：我国 2015 年发布的《复方口服避孕药临床应用中国专家共识》指出，EP 行宫腔镜下电切术后使用 COC 治疗 3~6 个月可以减少 EP 的复发，同时减少术后出血、调整月经周期等。对于有迫切生育要求者，可在月经后半期给予孕激素治疗。

5. 手术后管理：原则为防止 EP 复发，尽快妊娠。有文献提示宫腔镜术后给予孕激素治疗可有效防止 EP 复发，对于宫腔镜切除 EP 后何时可以自然试孕尚不明确，部分临床数据提示使用 2~3 个周期短效口服避孕药或孕激素后，可能增加自然妊娠率。但是在准备行 ART 的胚胎移植患者中，多数学者主张在宫腔镜术后一个月复查，若宫腔内无异常，可进行胚胎移植，也可以在术后第二次月经周期进入 IVF 的卵巢刺激治疗，不会影响新鲜周期移植的妊娠率。

第五节 辅助生殖技术

辅助生殖技术（Assisted Reproductive Technologies，ART）指在体外对配子和胚胎采用显微操作技术，帮助不孕夫妇怀孕的一组方法，包括人工授精、体外受精－胚胎移植及其衍生技术。

一、人工授精（Artificial Insemination，AI）

AI 是将精子通过非性交方式注入女性生殖道内，使其受孕的一种技术，包括夫精人工授精（Artificial Insemination with Husband Sperm，AIH）和供精人工授精（Artificial Insemination by Donor，AID）。AI 按照授精部位分为宫腔内人工授精（Intrauterine Insemination，IUI）、宫颈内人工授精（Intracervical Insemination，ICI）和阴道内人工授精（Intravaginal Insemination，IVI）。

（一）夫精人工授精（AIH）

1. 适应证。
（1）男性因素不育：少精、弱精、精液液化异常、性功能障碍、生殖器官畸形等。参照《世界卫生组织人类精液检查与处理实验室手册（第 5 版）》标准诊断：轻度或中度少精子症，精子总数 $<38\times10^6$ 个或精子浓度 $<15\times10^6$/mL；弱精子症，前向运动精子比例 $<32\%$；非严重畸形精子症，正常形态精子的比例为 $2\%~4\%$；结婚 3 年以上未育。
（2）宫颈因素不育。
（3）生殖道畸形及心理因素导致性交不能等造成的不育。
（4）免疫性不育。
（5）原因不明的不育。

2. 禁忌证。

（1）一方患有泌尿生殖系统急性感染或性传播疾病。

（2）一方患有严重的遗传病、躯体疾病或精神心理疾病。

（3）一方接触致畸量的射线、毒物、药品并处于作用期。

（4）一方有吸毒等严重不良嗜好。

（二）供精人工授精（AID）

1. 适应证。

（1）不可逆的无精子症以及严重的少精症、弱精症和畸精症。

（2）输精管复通失败。

（3）射精障碍。

（4）男方和（或）家族有不宜生育的严重遗传性疾病。

（5）母儿血型不合，不能得到存活新生儿。

在前三条适应证中，除不可逆的无精症，对于其他需行供精人工授精的患者，医务人员必须向其详细交代：通过卵细胞胞浆内单精子显微注射技术也可能获得有自己血亲关系的后代。如果患者本人仍坚持放弃通过卵细胞胞浆内单精子显微注射技术助孕的权益，则必须在签署知情同意书后方可采用供精人工授精助孕。

2. 禁忌证。

（1）女方患有泌尿生殖系统急性感染或性传播疾病。

（2）女方患有严重的遗传病、躯体疾病或精神疾病。

（3）女方接触致畸量的射线、毒物、药品并处于作用期。

（4）女方有吸毒等不良嗜好。

人工授精可以在自然周期的围排卵期进行，也可以在使用少量促排卵药物后，在成熟卵泡不多于 3 个时进行，需防止多胎妊娠。

二、体外受精——胚胎移植（In vitro Fertilization & Embryo Transfer, IVF-ET）及其衍生技术

IVF-ET 是指从妇女卵巢内取出卵子，在体外与精子受精并培养 2~5 天，再将发育到卵裂期或囊胚期阶段的胚胎移植到宫腔内，待其着床发育成胎儿，俗称为"试管婴儿"。

IVF-ET 大体上可以分为常规 IVF、卵细胞胞浆内单精子注射（Intracytoplasmic Sperm Injection，ICSI）和胚胎植入前遗传学检测（Primplantation Genetic Testing，PGT）以及各项衍生技术，包括配子及胚胎冻存、冻融胚胎解冻移植、赠卵或赠精 IVF、胚胎辅助孵出、卵母细胞体外成熟（In Vitro Maturation，IVM）等。各项技术均有适应证和禁忌证。特别需要指出的是，我国卫生部门明确规定禁止实施任何形式的代孕技术。

1. 常规 IVF 的适应证：女方各种因素导致的配子运输障碍；排卵障碍；子宫内膜异位症；男方少精、弱精；不明原因的不孕，经 3 次人工授精后仍然未孕；免疫性不孕。

35 岁以上女性，如果证实为卵巢储备功能下降，可适当放宽 IVF 的适应证。

2. ICSI 的适应证：严重的少、弱、畸精子症，不可逆的梗阻性无精子症，生精功能障碍（排除由遗传缺陷所致），免疫性不育；体外受精失败，精子顶体异常，需行植入前胚胎遗传学检查者。

3. PGT 的适应证：主要用于单基因相关的遗传病、染色体病、性连锁遗传病及可能生育异常患儿的高风险人群等。

4. 各项助孕技术的禁忌证主要包括：任何一方患有严重的精神疾病、泌尿生殖系统急性感染、性传播疾病；患有《中华人民共和国母婴保健法》规定的不宜生育的、目前尚无法进行胚胎植入前遗传学诊断的遗传性疾病；任何一方具有吸毒等严重不良嗜好；任何一方曾接触致畸量的射线、毒物、药品并处于作用期；女方子宫不具备妊娠功能，或有严重躯体疾病不能承受妊娠。

5. IVF-ET 及各项衍生技术的基本临床程序包括控制性超促排卵、卵泡监测、卵母细胞收集、精卵结合、胚胎体外培养、胚胎移植、移植后黄体支持等。

三、控制性超促排卵（Controlled Ovarian Stimulation，COS）

（一）短效促性腺激素释放激素类似物（GnRH-a）长方案

主要步骤为黄体中期使用 GnRH-a 进行垂体降调节，使垂体脱敏，通常在月经第 2～5 天给予促性腺激素（Gn）促进多个卵泡发育，定期进行 B 超及激素监测。当优势卵泡至少有一个直径≥18mm 或 3 个直径≥16mm 时，停用 GnRH-a 和 Gn，并给予 5000～10000IU HCG 进行卵泡扳机（Trigger），给药后 34～38 小时进行取卵。

短效 GnRH-a 长方案中，卵泡发育同步性好，有利于提高卵子质量，增加获卵数，降低取消率，改善子宫内膜容受性，具有较好的临床妊娠率。本方案主要适用于年轻、卵巢功能较好的患者。缺点是存在卵巢功能过度抑制，垂体降调时间长，促性腺激素用量大，卵巢过度刺激综合征（Ovarian Hyperstimulantion Syndrome，OHSS）发生率高，并可能导致黄体期功能不足而需要较长期的黄体支持，用药时间长、花费高，依从性差等。

（二）短效 GnRH-a 短方案和超短方案

由于长方案会造成卵巢过度抑制，短方案和超短方案更适用于高龄、卵巢反应不良、窦卵泡数较少的患者。两种方案均于月经第 2～3 天同时开始使用 GnRH-a 和 Gn。超短方案在停用 Gn 前停用 GnRH-a，短方案在 HCG 日同时停用 GnRH-a 和 Gn。两种方案均利用 GnRH-a 的点火效应，能够强化卵泡的募集，减少 Gn 的用量。超短方案无垂体降调节的作用，不能有效地控制早发内源性 LH 峰，影响卵子质量和子宫内膜容受性，从而影响临床妊娠结局。而短方案利用垂体降调节的作用。高剂量的 FSH 虽可获得更多的卵子，但点火效应所引发的 LH 峰和雄激素的过多分泌可能直接影响卵子质量及子宫内膜容受性，使得胚胎质量降低、种植率降低，最终影响临床妊娠结局。因此，短方案和超短方案与长方案相比助孕结局较差。

（三）长效 GnRH-a 长方案（超长方案）

超长方案是 EMS 患者首选的 IVF-ET 促排卵方案。IVF 前应用 1～6 个月的长效 GnRH-a，不仅可以降低异位子宫内膜活性，使异位病灶萎缩消失，局部巨噬细胞活性下降，还能够抑制免疫反应，改善 EMS 患者的生殖内环境，降低盆腔中对胚胎产生毒性作用的白细胞介素－1 和肿瘤坏死因子的浓度，改善盆腔内环境，增加子宫内膜着床白细胞抑制因子、整合素、血管内皮生长因子、胞饮突等的表达，并增加舒血管物质的分泌，使子宫内膜血管通透性增加，有利于胚胎的着床，从而提高种植率和妊娠率。在使用长效 GnRH-a 过程中应定期监测病灶情况，适时采用 Gn 启动促排卵，根据卵泡和血清激素水平决定 HCG 的注射时间。EMS 患者超长方案与长方案相比，降调时间长，垂体抑制作用更强，患者 Gn 总天数和总用量均较高，不过可利用胚胎数、优质胚胎数均较少，但超长方案有改善盆腔内环境和提高子宫内膜容受性的作用，着床率和临床妊娠率均显著高于长方案。对反复着床失败的患者使用该方案，特别是在卵巢反应不良的患者中黄体期超长方案并没有减少获卵数，通过改善子宫内膜容受性，提高临床妊娠率。

近年来，有学者对超长方案中长效 GnRH-a 的剂量和用药时间进行改良，将长效 GnRH-a 减量为 1/2 支或 1/3 支，同时不改变 Gn 启动时间，可以起到充分的垂体降调节作用，又通过调整长效 GnRH-a 的剂量避免垂体的过度抑制，同时联合应用 HMG 促排卵显著减轻患者的经济负担。

（四）GnRH 拮抗剂（GnRH-ant）方案

20 世纪 90 年代，GnRH 拮抗剂开始被应用于临床，通过直接与垂体的 GnRH 受体竞争性结合，抑制垂体分泌 LH，但不具有刺激 FSH 释放的功能。给药后数小时即阻止 LH 的释放，有效抑制 LH 峰的出现。国内外近十余年来，GnRH 拮抗剂在 IVF-ET 的促排卵中被越来越广泛地使用，能有效地防止过早出现 LH 峰，减少 Gn 的总用量，减少 OHSS 的发生。该方案避免了垂体的过度抑制，用药方便，注射次数少，治疗周期短，得到了国内外学者的广泛认可。在卵巢反应正常的人群中，GnRH 拮抗剂方案和 GnRH-a 方案的临床妊娠率差异无统计学意义。GnRH 拮抗剂方案根据给予 GnRH 拮抗剂的时间可以分为固定方案和灵活方案两种，固定方案于月经第 2～3 天给予 Gn，在刺激第 6 天同时加用 GnRH 拮抗剂，直至 HCG 日；灵活方案是在使用 Gn 后，优势卵泡直径 14～16mm 时加用 GnRH 拮抗剂，直至 HCG 日。在 GnRH 拮抗剂方案中，HCG 日可以常规注射 HCG 作为取卵前的卵泡扳机，也可以使用 GnRH-a 和（或）HCG 同时进行扳机。

大量的荟萃分析和前瞻性研究均显示，GnRH 拮抗剂方案对卵母细胞质量、受精率、卵裂率和胚胎质量无显著影响，但是在子宫内膜容受性方面存在争议，尤其是使用 GnRH-a 进行扳机时。

（五）微刺激方案和自然周期方案

微刺激方案是指应用小剂量的外源性 Gn，或口服 CC、LZ，添加或不添加 Gn 的促排卵方案，使用 GnRH 拮抗剂来预防早发 LH 峰。该方案是卵巢储备功能低下患者的一个较好的选择，虽然使用该方案不能增加此类人群的临床妊娠率，但明显减少了周期取消率。该方案是能避免 OHSS 高风险人群发生并发症的方案之一。

四、黄体支持

在促排卵（COH）方案中，部分患者在使用降调节方案停药后，垂体分泌 Gn 的功能不能恢复。COH 中多个卵泡的发育使体内出现高雌激素水平导致体内雌/孕激素比例失调，取卵手术中颗粒细胞的丢失等原因导致在黄体期需要进行黄体支持。黄体支持能显著提高胚胎着床率、临床妊娠率及活产率，并减少流产率。孕激素是黄体支持的首选药物。

（一）黄体支持的常用孕激素类药物

1. 黄体酮注射液：肌肉注射油剂黄体酮生物利用度高，疗效确切，一般剂量为 20～100mg/d（目前多数患者使用剂量约为 60mg/d），是目前 IVF 术后黄体支持的主要途径。但由于注射部位易出现局部肿胀、硬结、疼痛，也可能出现过敏反应、无菌性脓肿甚至神经损伤等，所以患者的依从性较低。

2. 口服黄体酮：黄体酮口服后有效成分大部分经肝脏代谢分解，生物利用度仅为 10% 左右，临床需用量较大，血药浓度不稳定。口服黄体酮的不良反应包括头晕、嗜睡等中枢神经系统症状，以及肝功能受损等，还可能改变泌乳素和 GnRH 的分泌，目前不作为首选的黄体支持方式。

3. 阴道用黄体酮：阴道用黄体酮有缓释凝胶、胶囊和片剂。其靶器官为子宫，药物使用后可直接经阴道上皮细胞扩散至宫颈、宫体，并完成从子宫内膜向肌层的扩散，在子宫局部发挥作用，吸收入血的比例低，目前已成为黄体支持的主要方式之一。

（二）其他黄体支持药物

1. 雌激素：对于黄体期是否添加雌激素进行黄体支持，目前尚有争论。研究发现，雌激素可诱导一些特殊蛋白和生长因子的合成，如雌激素受体、孕激素受体，还可以刺激黄体中期黄体细胞上 LH 受体的合成，促进孕酮合成，使孕酮保持在高水平。

2. 人绒毛膜促性腺激素（HCG）：HCG 可以刺激黄体颗粒细胞分泌雌激素、孕激素，它与 LH 有类似的化学结构和功能，可以增强黄体功能。使用 HCG 进行黄体支持的继续妊娠率与黄体酮并无差异，但使用 HCG 后，患者 OHSS 的风险明显增高。在取卵前雌二醇水平≥2500pg/mL 时，不建议使用 HCG 进行黄体支持。同时由于 HCG 半衰期较长，可能干扰 IVF 术后妊娠结局的判断，需停药 5～7 天后才能排除外源性 HCG 的干扰。

3. GnRH-a：在 GnRH 拮抗剂方案中，胚胎移植后的黄体支持使用 GnRH-a，可促进垂体 LH 释放，维持黄体，有助于改善临床妊娠率和种植率，但其临床疗效尚有争议。

五、IVF-ET 的主要并发症

（一）卵巢过度刺激综合征（OHSS）

OHSS 是辅助生殖技术应用过程中最常见的并发症之一，是一种明确的医源性疾病。在使用促排卵药物后 OHSS 的发生率为 $0.6\%\sim14\%$，重度 OHSS 的发生率为 $0.1\%\sim2\%$。临床表现有恶心、呕吐、腹胀、卵巢增大、胸水、腹水，严重时出现电解质紊乱、血液浓缩以及肾功能损害等，可危及患者生命。

1. 发病机制。

发病机制目前尚不明确。但是 OHSS 的发生与 HCG 的使用相关，未使用 HCG 而发生 OHSS 的病例十分罕见。OHSS 的病理生理特征为血管通透性增加，液体从血管进入组织间隙。由于 HCG 并没有直接的血管活性作用，所以多年来众多学者试图在 OHSS 患者的卵泡液和腹水中寻找和筛选血管活性物质，如细胞因子和生长因子（IL-2、IL-6、IL-8、IL-10、IL-18）、血管内皮生长因子（Vascular Endothelial Growthfactor，VEGF）、组胺、前列腺素和肾素-血管紧张素。目前认为 VEGF 可能是 OHSS 发生和发展的关键因子，VEGF 可强烈诱导卵巢中的血管生成，增加血管通透性。使用 HCG 后 VEGF 的表达增加，尤其在 OHSS 患者中增加更为明显。对 OHSS 患者抑制 VEGF，则会消除或缓解 OHSS 的临床症状。

2. 临床表现和分类。

主要表现为卵巢增大，腹内压增加可引起腹胀、恶心和呕吐。血管通透性增加、卵泡液渗漏和卵泡破裂均可以引起腹水、胸水，伴局部或全身水肿。大量液体丢失可导致血管内血容量不足和血液高凝，导致严重的并发症，如深静脉血栓和肺栓塞的风险增加。腹水和增大的卵巢限制膈肌运动，导致肺通气功能受到影响。血容量减少和微血栓造成肾灌注减少，导致电解质紊乱和肾功能障碍。

OHSS 按照发生时间分为早发型 OHSS 和晚发型 OHSS 两类。早发型 OHSS 发生于 HCG 注射后 $3\sim7$ 天，与 HCG 使用相关，一般病程为 $7\sim10$ 天，常有自限性；晚发型 OHSS 发生于 HCG 注射后 $12\sim17$ 天，病程较长，达 $15\sim25$ 天，与内源性 HCG 有关。若合并妊娠，病情将进展迅速且变得严重，处理难度较大。

临床工作中对 OHSS 的分类常采用 Golan 分类，即 5 级三度分类法。分类的主要目的是关注中度患者的病情进展，重视重度患者，避免出现危及生命的并发症（表 4-3）。

表 4-3　Golan 分类法

分级	轻	1	仅有腹胀及不适
		2	1+恶心、呕吐和（或）腹泻，卵巢直径<5cm
	中	3	2+B 超下有腹水，卵巢直径为 5~12cm
	重	4	3+胸水/腹水/呼吸困难，卵巢直径≥12cm
		5	4+低血容量改变，血液浓缩、血液黏度增加、凝血异常，肾血流减少，导致少尿、肾功异常、低血容量休克

3. 预防措施。

（1）识别高危因素：高危因素包括年轻、低体重、PCOS、大量卵泡发育、反复或大剂量使用 HCG 以及卵巢对 Gn 高敏感（如既往有 OHSS 病史或卵巢高反应史）等。

（2）减少 Gn 的使用剂量：减少 Gn 剂量，使 FSH 阈值水平高的卵泡不能接受刺激进行发育，从而减少多卵泡发育。

（3）改变 COS 方案：对于高风险患者，避免使用 GnRH-a 进行垂体降调节，改为用 GnRH-ant 抑制内源性 LH 峰，待卵泡成熟后以 GnRH-a 替代或部分替代 HCG 进行扳机，能够有效地防止 OHSS 的发生。

（4）卵巢刺激过程中暂停注射 Gn 法（Coasting）：在促排卵过程中，当血清 E_2 水平迅速升高，卵泡数目过多时，完全停止使用 Gn 1 日至数日，继续使用 GnRH-a，待 E_2 水平下降至安全水平再使用 Gn。在不影响妊娠率的情况下，停止使用 Gn 的时间建议一般超过 3 天。

（5）改变扳机日的药物或用量：在使用 GnRH-a 降调节时，减少扳机日 HCG 的用量；某些情况下，在减少 HCG 注射后仍有发生 OHSS 的高危型，甚至可以不注射 HCG，直接取卵，进行卵母细胞体外培养（In Vitro Maturation，IVM）；在 GnRH-at 方案中改用 GnRH-a 进行扳机。

（6）取消周期：在 COS 过程中，在改变方案后仍然存在高危因素时，在卵泡直径≤14mm 时停止治疗周期。由于患者通常在心理上难以接受这种方法，而且会给患者造成经济损失，取消周期并不是预防 OHSS 的常用方法。但对于随访困难、病情严重的患者，这可能是避免 OHSS 发生的唯一方法。

（7）口服避孕药（Oral Contraceptives，OC）预处理：PCOS 患者由于体内较高的 T 和 LH 水平以及对 FSH 刺激的高敏感性，为 OHSS 的高危人群，给予 3~6 个月的 OC 预处理，可以降低体内雄激素和 LH 水平，减少小窦卵泡数量，从而有效防止 OHSS 的发生。

（8）全胚胎冷冻－冻融胚胎移植：全胚胎冷冻－冻融胚胎移植可以避免迟发型 OHSS 的发生。在 HCG 日 E_2 水平过高（≥5000pg/mL）或获卵数过多（≥16 个）的患者，不移植胚胎，能够有效防止迟发型 OHSS 的发生。

（9）药物对预防 OHSS 的作用

阿司匹林：由于 OHSS 的发病机制涉及血小板活性的增加，阿司匹林被列为可能降低 OHSS 发生风险的药物之一。

二甲双胍：作为胰岛素增敏剂，二甲双胍在 PCOS 患者中的价值已得到肯定，可以改善卵巢内高雄激素状态，从而减少非优势卵泡的数目。因此，对于 PCOS 患者，在 COS 过程中口服二甲双胍能减少 OHSS 的发生，对于非肥胖型 PCOS 有胰岛素抵抗者仍有效。

多巴胺受体激动剂：多巴胺受体激动剂（卡麦角林）能够减少血管内皮生长因子的产生，从而降低 OHSS 的发生率或减轻其症状。近年来有越来越多的证据证实多巴胺受体激动剂在这方面的有效性。

钙剂：据推测，钙剂能够抑制肾素的分泌从而减少血管紧张素 II 的合成，减少血管内皮生长因子的产生，减少 OHSS 的发生。钙剂通常从取卵日开始应用。

白蛋白：白蛋白具有增加胶体渗透压、结合过多血管内皮生长因子等作用，曾经被认为具有预防 OHSS 及减轻症状的作用。近年来的临床随机对照研究发现，在围取卵期静脉注射白蛋白并不能降低中、重度 OHSS 的发生率。

4. 治疗。

由于 OHSS 的发病机制未明，其治疗以扩容和支持治疗为主，同时预防严重并发症的发生。轻度 OHSS 在大多数 COS 周期都可能出现，不需要特殊治疗；中度 OHSS 患者应学会自我监测，尽早发现重度 OHSS 迹象，可进行体重检测、尿量测定，保证卧床休息以及摄入足够液体等；重度 OHSS 患者需住院治疗。

（1）严密监护：重度 OHSS 患者需每天进行监测，监测内容包括 24 小时出入量、体重和腹围、血常规、电解质。定期检查凝血功能、肝肾功能等。呼吸困难或有肺功能障碍的患者应进行胸部 B 超、氧分压测定或胸片等检查。

（2）纠正低血容量和电解质、酸碱平衡紊乱，防止严重并发症：开始使用生理盐水快速静脉滴入，液体输注完毕，尿量每小时至少有 50mL，提示肾脏反应良好，之后可以适当使用胶体液如低分子右旋糖酐、羟乙基淀粉或白蛋白等，充分扩容后，根据尿量慎用利尿剂。低分子肝素可以预防血栓形成。对于大量腹水的住院患者，在超声引导下经腹或经阴道穿刺放腹水也被证明可以有效地缓解症状、预防并发症，并缩短患者的住院时间，穿刺放腹水后要及时补充胶体液。

（二）多胎妊娠

多胎妊娠是另一个与促排卵药物使用相关的并发症。促排卵药物可使多个卵泡发育，且 IVF 中移植多个胚胎，致使多胎妊娠发生率高达 30%。多胎妊娠可增加母婴并发症、流产和早产的发生率、围产儿患病率和死亡率。严格掌握促排卵药物的使用指征、限制胚胎植入率（不超过 3 个）是减少双胎妊娠、杜绝三胎及以上妊娠的根本方法，对多胎妊娠，可在孕早期酌情实施选择性胚胎减灭术。

（三）异位妊娠

由于在 IVF 中有近 60% 患者的适应证是输卵管性不孕，加之在应用促排卵药物后由于多个卵泡发育和移植 1 个以上的胚胎，子宫内膜与胚胎发育不同步等，在 IVF 术后，异位妊娠的发生率高达 4%～10%（自然周期异位妊娠的发生率为 1%～2%），同时复杂性异位妊娠，如宫内外同时妊娠、双侧附件区同时妊娠等也明显增多。处理异位妊娠的基本原则与自然怀孕相同，应特别警惕宫内外同时妊娠，尽早发现并处理异位灶，尽量保留宫内妊娠。

第五章　更年期保健

第一节　相关定义及术语

一、绝经（Menopause）

绝经是指月经永久性停止。40 岁以上女性末次月经后 12 个月仍未出现月经，在排除妊娠后临床可诊断为绝经。绝经的真正含义并非指无月经，而是指卵巢功能的衰竭。

二、人工绝经（Induced/Artificial Menopause）

人工绝经是指通过各种医疗措施导致卵巢功能衰竭（包括切除双侧卵巢，以及其他导致卵巢功能衰退的放疗或化疗等）。单纯子宫切除保留双侧卵巢的妇女，虽然无月经来潮，但若卵巢功能正常，则不属于绝经，应密切观察卵巢功能的变化。

三、绝经前期（Premenopausal Period）

绝经前期是指卵巢有活动的时期，包括自青春期到末次月经前的一段时期。

四、绝经后期（Postmenopausal Period）

绝经后期是指从末次月经到生命终止的这段时期。

五、绝经过渡期（Menopausal Transitional Period）

绝经过渡期是从月经紊乱至末次月经之间的一段时期。绝经过渡期又分为绝经过渡期早期和绝经过渡期晚期。进入绝经过渡期早期的标志是 40 岁以上的妇女在 10 次月经周期中有 2 次及以上发生邻近月经周期改变且超过 7 天；进入绝经过渡期晚期的标志是月经周期超过 60 天，并且 FSH≥25U/L。

六、围绝经期（Perimenopausal Period）

围绝经期从绝经过渡期开始，至末次月经后 1 年，即从出现卵巢功能衰退的征兆至末次月经后一年的时期（绝经过渡期加绝经后 1 年）。

七、更年期（Climacteric）

更年期是传统名称，指绝经及其前后的一段时间，是从生殖期过渡到老年期的一个特殊生理阶段。更年期综合征是指妇女在更年期出现的一系列症状。更年期相关分期见图 5-1。

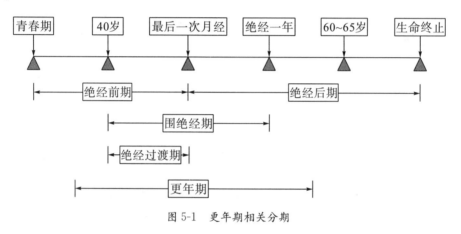

图 5-1　更年期相关分期

八、早发性卵巢功能不全（Premature Ovarian Insufficiency，POI）

早发性卵巢功能不全指女性在 40 岁前卵巢功能衰退，以停经或月经稀发，间隔 4 周以上连续 2 次测出 FSH>25U/L 为主要特征。由于雌激素水平下降，低雌激素相关问题（如骨质疏松、心血管疾病、泌尿生殖道萎缩、反复尿路感染及认知功能减退等）的风险有所增加。

九、激素替代治疗（Hormone Replacement Therapy，HRT）

以往译作激素替代治疗，目前多用绝经相关激素治疗（Menopause related Hormone Therapy，MHT）这一名称替代，主要指对卵巢功能衰退的妇女，在有适应证、无禁忌证的前提下，个体化给予低剂量的雌激素和（或）孕激素药物治疗，以预防和治疗低雌激素所带来的健康问题。对于有子宫者需在补充雌激素的同时添加孕激素，称为雌孕激素治疗（Estrogen Progestogen Therapy，EPT），而对于无子宫者则可仅采用雌激素治疗（Estrogen Therapy，ET）。

第二节　更年期的生理特点及性激素变化

一、更年期的生理特点

女性更年期的生理变化与卵巢功能的衰退密切相关，女性绝经年龄取决于卵巢内卵母细胞的数量和功能。更年期始于卵巢功能衰退，历时 1～2 年，甚至 10 余年，是由成熟期进入老年期的一段过渡时期。在此期间卵巢体积逐渐缩小，卵巢血管硬化，血供减少，卵巢皮质变薄，卵巢内卵母细胞数量明显减少，残留卵泡对垂体促性腺激素反应性降低，排卵变得不规律，直到不排卵。卵巢分泌的雌激素不足以维持正常的月经周期，月经周期逐渐不规律，最后完全停止。

随着卵巢功能衰退，卵泡期缩短，黄体功能不足，不规律排卵，临床表现为月经周期缩短、月经频发或紊乱、血 FSH＞20IU/L。若 FSH＞40IU/L，雌二醇浓度低于20pg/mL，提示卵巢功能进一步衰退，表现为月经逐渐稀少、月经周期延长直至绝经。

二、更年期性激素变化

（一）促性腺激素

卵巢功能衰退早期 FSH 分泌开始增加，LH 变化不明显，FSH/LH 比值＞1.0，提示卵巢功能开始衰退。随着卵巢功能进一步衰退，LH 随之升高，FSH＞40U/L 时即达到绝经水平。

（二）性激素

随着卵巢功能衰退，雌激素分泌减少，血中雌二醇水平波动式下降。在绝经过渡期有时雌二醇水平可在正常范围，尚存在有排卵的月经周期。绝经后雌二醇水平逐渐降低。血液中雌酮水平高于雌二醇，而雌酮主要由肾上腺和卵巢的雄烯二酮经周围组织中芳香化酶转化而来。绝经后雌酮水平是绝经前的 2～3 倍。绝经后无孕激素分泌，孕激素处于低水平。绝经过渡期因黄体功能不足，稀发排卵，最终无排卵。

第三节　更年期综合征的常见症状及评估

更年期症状多种多样，涉及全身多个系统，主要包括月经紊乱等，其症状的严重程度个体差异较大，受种族、文化背景、生活方式（包括饮食习惯、吸烟、酗酒、运动）等多方面因素的影响。

更年期不同阶段出现的症状也有差异，早期以月经紊乱、神经精神症状、血管舒缩症状多见，中期以泌尿生殖系统症状为主。对这些症状的描述有很大的主观性，难以量化，常用改良更年期 Kupermann 评分进行量化。

一、月经紊乱

月经变化多样，临床表现为不规律和难以预测的月经，可有月经周期的缩短或延长，也可有不规则出血，经期长短不一，经量多少不等。主要原因是无排卵周期增加，子宫内膜较长时间内受无对抗雌激素的作用，引起子宫内膜不同程度增生和不规律脱落出血，因此应警惕包括子宫内膜癌在内的早期子宫内膜增生病变。这一阶段的妇女出现任何异常的子宫出血，应该首先排除子宫内膜的器质性病变。

二、血管舒缩症状

血管舒缩症状表现为由胸部向颈部和面部扩散的潮热及面红、出汗增多及夜汗。发作时间持续数秒至数分钟，可自然消退。发作频率个体差异很大，可能偶尔发作，也可能一天发作几十次，严重者影响工作、情绪和睡眠，极大地降低了生活质量。潮热的发病率在不同种族有差异，美国的 SWAN 研究提示，非洲裔、白种人、华裔、日本裔的发病率分别为 45.6%、31.2%、20.5%、17.6%，BMI≥27 及以上、吸烟、缺乏运动和社会经济条件差可能增加潮热的发生率。我国徐苓教授的更年期调查显示，潮热的发生率为 57%，低于易怒、失眠等神经精神症状的发生率。

潮热的病因不清，可能是由于围绝经期内源性雌激素水平下降导致大脑神经递质改变，体温调节中枢功能紊乱。

三、神经精神症状

常见症状是情绪障碍，或者原有的情绪障碍加重，表现的类型可不尽相同。有些表现为兴奋型：易激惹、多言多语、失眠、大声号啕等神经质样症状；另一些表现为焦虑、内心不安、记忆力减退、缺乏自信、行动迟缓，甚至对外界淡漠等抑郁型症状；还有一些兼有两种类型的表现。

抑郁是绝经后妇女常见的精神症状之一，以情绪低落、持续性疲乏为特点，且持续两周以上。更年期激素水平的变化可能在抑郁的发生中起一定作用，影响调节情绪的中枢神经递质，使妇女出现情感障碍。另有一些妇女可因为睡眠障碍而出现抑郁症状。

四、心血管系统症状

心血管系统症状包括高血压、心悸、假性心绞痛。更年期妇女中约有 15.2% 出现轻度高血压，约 29% 出现假性心绞痛。高血压的特点是收缩压升高，波动较明显，舒张压并不高，多伴有潮热，同时可出现头晕、头痛、胸闷、心慌等不适。在症状未发作时各项体格检查多数没有阳性发现。

心血管系统症状的发生机制尚不完全清楚，多数学者认为与雌激素水平降低、交感神经系统兴奋性升高有关。大量研究证明，在围绝经期或绝经早期使用雌激素不仅能改善心血管系统症状，而且对心血管系统有保护作用。

五、泌尿生殖系统症状

绝经后妇女泌尿生殖系统各个器官均出现萎缩：子宫萎缩，体积缩小，宫颈黏液分泌减少，黏液栓消失；外阴皮肤皱褶、变薄、干燥，阴毛脱落、变得稀少；阴道壁变薄、弹性减弱，阴道分泌物减少，阴道内乳酸杆菌减少。阴道的自身防御机制减弱，易发生老年性阴道炎，表现为阴道壁充血，分泌物有异味，偶有血性分泌物。

绝经后盆底肌肉萎缩，胶原结缔组织减少，盆底支持结构减弱，盆底松弛，易发生子宫脱垂及阴道前后壁膨出，表现为排尿及排便困难，肛门区疼痛，约有 40％的绝经后妇女出现压力性尿失禁。

六、肌肉及关节症状

肌肉症状主要表现为肩、颈、腰背部肌肉和肌腱疼痛，有报道少数妇女发生肌痉挛。张浩等报道，63％的绝经后妇女出现肌痉挛或曾有肌痉挛，多发生在小腿、足底部、腹部、肋缘部等处。绝经后随卵巢激素水平下降，全身肌肉及脂肪分布发生改变，大约15％出现骨骼肌肉量减少和与年龄相关的肌肉力量丢失。

关节症状主要表现为肩关节、膝关节、腰骶关节和手指关节等部位的疼痛，常见的原因是骨关节炎（Osteoarthritis，OA）。骨关节炎呈进行性发展，属于不可逆的关节软骨退行性变，常可引起慢性关节疾病，以关节软骨破坏、软骨下骨坏死和关节变窄为特征。临床表现为关节疼痛、僵硬、肿胀，活动时弹响，活动受限，关节畸形，功能障碍，严重者可导致劳动和生活能力下降，甚至肢体残疾。原发性骨关节炎常累及手指的近端以及远端指间关节、第一腕掌关节、髋关节、膝关节、第一跖趾关节、颈椎和腰椎，但很少累及掌指关节、腕关节、肘关节和肩关节。疼痛发生的原因多样。软骨本身无神经支配，一般不会感到疼痛。疼痛主要来源于非软骨的关节内和关节周围结构相互关系失调，包括边缘骨质增生导致的骨膜掀起、暴露的软骨下骨压力升高、骨小梁的细微骨折、关节韧带退行性变、关节囊扩张及滑膜绒毛面受研磨等。继发性骨膜炎是关节疼痛的重要原因，静脉血流受阻和骨内血管阻塞也是退行性关节疾病相关疼痛的重要原因。

第四节 绝经相关远期疾病

一、心血管疾病

心血管疾病是绝经后女性常见的死亡原因，根据 2010 年中国卫生统计年鉴，绝经后妇女年龄每增加 5 岁，心血管疾病的死亡率增长 1 倍。在 >65 岁的妇女中，冠心病的死亡率明显高于肺癌、乳腺癌、结肠癌、子宫内膜癌的死亡率。美国 Framingham 心脏研究综合了 2873 名女性的 20 年随访结果，与绝经前女性相比，相同年龄范围的绝经后女性心脏病发病率增加 2~6 倍，表明雌激素减退造成了心脏病风险的升高，研究认为绝经前内源性雌激素能使女性比男性受到更多的保护。有学者发现，70% 的 30~34 岁妇女的冠状动脉壁有脂肪条纹，35% 有微小纤维斑块，45~55 岁冠状动脉硬化进展，65 岁出现冠状动脉粥样硬化斑块、钙化、血管新生及破裂等不可逆病变。如果在 45~55 岁使用雌激素，可能会阻止动脉粥样硬化的发展，保护心血管系统。

二、骨质疏松 (Osteoporosis，OP)

骨质疏松是以骨量减少、骨组织微细结构破坏，导致骨骼脆性和骨折危险增加为特征的一种全身性骨骼疾病。骨质疏松是绝经后妇女的常见疾病。我国 2018 年的调查显示，50 岁以上女性骨质疏松的患病率为 32.1%，明显高于欧美国家。骨质疏松对老年人造成的严重后果是骨折以及骨折后并发症所导致的残疾和死亡。髋骨骨折的后果最为严重，其发病率随年龄增长呈指数增加。调查显示，发生髋骨骨折后 1 年以内，死于各种并发症者多达 20%，而存活者约 50% 致残，生活不能自理，生活质量明显下降。骨质疏松的主要症状为疼痛、脊柱变形、骨折。椎体骨折大多无症状，因此在早期不易发觉，随病情的发展可能相继出现身高下降及驼背畸形。据王哲蔚报道，从平均绝经年龄开始，约有一半妇女身高降低，发生率为绝经前的 3 倍。绝经后骨量快速丢失造成的骨质疏松引起椎体压缩变形，脊柱前倾、弯曲加剧，形成驼背。随年龄的增加，驼背发生的位置变低，曲度可能加大。严重的驼背会增加对心、肺的压迫，影响心肺功能。张浩等观察平均年龄在 63 岁的绝经后妇女，有 69.4% 出现驼背畸形，其中明显驼背者占 28.6%。正常骨与骨质疏松骨结构的示意图见图 5-2。

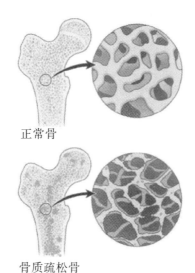

正常骨

骨质疏松骨

图 5-2　正常骨与骨质疏松骨结构的示意图

第五节　更年期的保健措施

绝经及卵巢功能衰退会给女性带来长期的健康危害，严重影响其生活质量，并产生巨额的医疗花费，应尽早为围绝经期及绝经后期女性提供全面保健，针对不同的需求和基础健康状态，采用最适宜的措施改善相关症状，减轻由雌激素缺乏带来的长期不良影响，使绝经过渡期和绝经后期妇女健康地生活。

一、绝经的健康管理策略

绝经的全面管理：每年进行健康体检，合理饮食，增加脑力活动，适度运动，必要时给予适当的药物（包括激素）等。

（一）饮食建议

依据中国居民平衡膳食宝塔，提倡食物多样，控糖（≤50g/d）、少油（25～30 g/d）、限盐（≤6g/d）、限酒（酒精量≤15g/d）、戒烟，可根据地域、个体特点等进行调整。

1. 适当减少碳水化合物的摄入量，每天摄入的总热量应少于年轻妇女。一般摄入谷类食物 250～400g/d，蔬菜 300～500g/d，水果 200～400g/d，饮水 1500～1700mL/d，奶制品 300g/d，每周吃 2 次鱼类食品和肉类。

2. 增加膳食纤维的摄入量，20～30g/d。粗细粮应该搭配食用，粗粮、杂粮和全谷物食品搭配，50～100g/d，每周食用 5～7 次。

3. 微量元素的摄入推荐量：钙 1000mg/d，铁 15mg/d，钠少于 6g/d，高血压和冠心病患者以 5g 以下为宜。

4. 维生素的补充建议：摄入维生素 A 3000μg/d，维生素 B_1 1.2mg/d，维生素 B_2

1.0mg/d，维生素 B_6 1.5mg/d，维生素 B_{12} 2.4μg/d，维生素 C 100mg/d，维生素 D 20μg（800～1000IU）/d,维生素 E 14mg/d。单纯饮食摄入无法满足的，可适当使用维生素、微量元素补充剂。

中国居民平衡膳食宝塔（2016）见图 5-3。

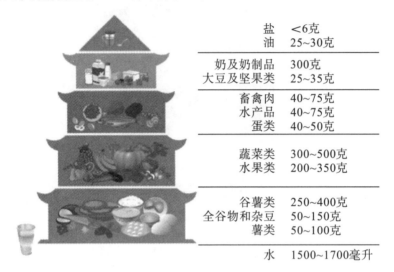

盐	<6克
油	25～30克
奶及奶制品	300克
大豆及坚果类	25～35克
畜禽肉	40～75克
水产品	40～75克
蛋类	40～50克
蔬菜类	300～500克
水果类	200～350克
谷薯类	250～400克
全谷物和杂豆	50～150克
薯类	50～100克
水	1500～1700毫升

图 5-3　中国居民平衡膳食宝塔（2016）

（二）运动

适宜的运动有益健康，可提高机体脂肪的供能比例，改善脂肪代谢，对维持正常血压、增强心肺功能、增加肌力、提高身体的稳定性、预防跌倒和保持适宜的体重等都有积极的作用，此外还可以改善心理状态，减轻焦虑。

应采取适合年龄的运动方式和运动量，尽量避免肌肉－关节－骨骼系统损伤，每天有规律地进行有氧运动，每周累计 150 分钟，中等强度。建议每天进行相当于步行 6000 步以上的身体活动。根据运动时的心率来控制运动强度，中等强度时运动心率一般应不超过 150 次/分钟。每周增加 2 次额外的肌肉力量锻炼益处更大。

（三）体重管理

建议进行营养、运动评估，对日常生活规律进行分析，戒除不良的生活习惯。判断热量摄入与消耗是否平衡，有条件时应遵循营养医生的指导，使体重维持在合适的范围。

1. 正常的 BMI 应保持在 18.5～23.9。BMI 的计算方法：

$$体质指数（BMI）=体重（kg）/身高^2（m^2）$$

24≤BMI≤28 为超重，BMI≥28 为肥胖，女性腰围≥80cm 为腹部脂肪蓄积。

肥胖会对身体健康造成显著的影响，导致高血压、高血脂、高血糖等并发症。在绝经后妇女中，肥胖已成为一个日益严重的问题。肥胖者体重若减轻 5%～10%，能有效改善多种与肥胖相关的疾病状态。

2. 减肥建议。

轻度肥胖患者每月可稳定减肥 0.5～1kg；中度以上肥胖患者每周可减轻体重

0.5～1kg。

肥胖的根本原因是热量的摄入多于消耗。应循序渐进、逐步降低热量摄入，增加热量消耗，减少热量125～250kcal/d。

（四）更年期避孕

1. 应进行宣教，告之避孕的重要性，告知围绝经期仍有意外妊娠的可能性，且不良妊娠率增加，应坚持有效避孕至绝经后1年。

2. 使用屏障法避孕较使用口服避孕药更安全。

3. 已使用IUD避孕者，如在IUD有效期内无明显不良反应，可继续使用。不主张在围绝经期才开始安放IUD避孕。

4. LNG-LUS长效、可逆，可实现围绝经期的高效避孕，同时可治疗月经过多，预防子宫内膜增生，帮助平稳度过围绝经期，还可为MHT提供子宫内膜保护作用。

5. 复方短效口服避孕药可缓解绝经相关症状、调整月经、缓解阴道干涩。高龄女性使用复方短效口服避孕药潜在的血栓风险高于年轻女性。复方短效口服避孕药的高雌激素活性可能导致心血管不良事件的风险增加，且对骨骼的保护作用不及MHT，不推荐绝经后女性使用复方短效口服避孕药代替MHT。

（五）每年进行健康体检

随年龄增长，妇女整体健康状况下降，可能患有多种慢性疾病，应定期检查，诊断及处置需要多学科综合指导。

二、绝经相关症状的治疗

（一）月经紊乱的处理

1. 识别：月经紊乱是多数妇女步入更年期的首发症状，更年期也是常见妇科疾病的多发期，应按照异常子宫出血（AUB）的分类进行鉴别。

2. 治疗：诊断明确后进行相应处理，并定期随访。

（二）血管舒缩症状的治疗

1. 绝经激素治疗。
对于无MHT禁忌证的女性，补充雌激素是治疗血管舒缩症状最有效的措施，同时可改善睡眠障碍、情绪不稳定等绝经症状，整体改善围绝经女性健康相关的生活质量。

2. 非激素治疗：适用于有MHT禁忌证和对MHT有顾虑，不愿意使用者。

（1）某些中成药（香芍颗粒、坤泰胶囊等）经过临床试验研究已证实对缓解绝经症状有效，尤其是对于围绝经期妇女。

（2）植物药，如莉芙敏（植物黑升麻提取物）等，对缓解血管舒缩症状及其他绝经症状有效，其长期安全性尚待循证医学研究数据的支持。

（3）选择性 5-羟色胺再摄取抑制剂或选择性 5-羟色胺和去甲肾上腺素双重再摄取抑制剂，如可乐定及盐酸帕罗西汀等，对缓解血管舒缩症状有一定效果，可用于有 MHT 禁忌证的女性，但不能长期作为 MHT 的替代方案。

（三）睡眠障碍

1. 伴有抑郁、焦虑和睡眠呼吸暂停综合征等问题的失眠者，应到相关科室进行鉴别及处理。

2. 对伴有血管舒缩症状、焦虑、抑郁等症状者，激素治疗有效。

（四）泌尿生殖系统症状

雌激素对绝经生殖泌尿综合征（Genitourinary Syndrome of Menopause，GSM）有效。阴道局部雌激素治疗可减少复发性尿路感染的次数。对于以 GSM 为主要症状的绝经后女性，首选阴道局部雌激素治疗。有禁忌证者首选润滑剂和湿润剂治疗，若无效，可在严密观察下短期选择阴道局部雌激素治疗。

全身症状明显同时合并 GMS 者，推荐全身应用 MHT。若缓解不明显，可在全身应用 MHT 的同时在阴道局部应用低剂量雌激素，不推荐全身使用 MHT 治疗压力性尿失禁。

膀胱过度活动症（Overactive Bladder，OAB）是一种以尿急症状为特征的症候群，常伴有尿频和夜尿症状，伴或不伴急迫性尿失禁，阴道局部使用雌激素对改善尿急、尿频症状有优势，推荐抗胆碱能药物与局部雌激素联合使用作为治疗绝经后女性 OAB 的一线药物，同时改变生活方式及进行膀胱训练。补充雌激素常与盆底锻炼、子宫托、盆底手术联合应用，能改善胶原合成和阴道上皮萎缩症状，但在子宫脱垂治疗的有效性方面缺乏证据。

（五）绝经期女性的性健康

绝经症状与绝经期女性性生活质量密切相关。年龄增加和性激素水平下降导致绝经期女性性功能障碍（Female Sexual Dysfunction，FSD）发生率增高，心理和社会因素对此也有影响。最常见表现是性欲减退，其次是与生殖道萎缩相关的性交困难和疼痛。

MHT 可通过减缓生殖道萎缩，改善轻度至中度 FSD（尤其在疼痛方面）。阴道湿润剂和润滑剂能够有效治疗轻度至中度阴道干燥，以缓解性交时的不适和疼痛。替勃龙因兼具雌激素和雄激素的作用，也对 FSD 具有治疗价值。

第六节　激素治疗

激素治疗始于 20 世纪 40 年代，目前逐渐趋于理性应用，强调最低有效剂量、规范化及个体化应用。

一、绝经激素治疗的指导原则

1. MHT 可有效缓解绝经相关症状，在绝经早期使用还可以在一定程度上预防和延缓老年慢性疾病的发生，提高老年妇女的生活质量。

2. MHT 属于医疗措施，必须在医生指导下使用，选择适应证及排除禁忌证。在绝经期女性本人有通过使用 MHT 改善生活质量的主观意愿的前提下尽早开始治疗。

3. 绝经过渡期女性与老年女性使用 MHT 的风险和获益不同。对年龄<60 岁或绝经 10 年内无禁忌证的女性，将 MHT 用于缓解血管舒缩症状、减缓骨量丢失和预防骨折的获益/风险比最大。对 POI 患者，只要无禁忌证，建议使用 MHT 至自然绝经年龄，以后按绝经原则处理。

4. 不推荐绝经晚期仅为预防心血管疾病和阿尔兹海默病而采用 MHT，最好在绝经早期，当心血管病变处于初始阶段时开始使用 MHT，可使女性的心血管病变有效缓解，甚至逆转病变并保护认知。

5. 有子宫的女性在补充雌激素时，应按疗程足量加用孕激素以保护子宫内膜。对于已切除子宫的妇女，不必加用孕激素。

6. 个体化原则：应根据治疗需求、获益风险评估、相关检查结果、个人偏好和治疗期望等，选择性激素的种类、剂量、配伍、用药途径及使用时间。

7. 使用 MHT 的女性每年至少接受一次全面获益/风险评估，包括绝经症状评分、新发疾病筛查、全面体检及必要的生化检验。根据评估结果调整个体化 MHT 方案。

8. 目前尚无证据支持或限制 MHT 应用的时间，最好按获益/风险评估结果决定是否继续使用 MHT。

9. 不推荐乳腺癌患者术后使用 MHT。

10. 对于仅为改善绝经生殖泌尿综合征者，建议首选阴道局部雌激素治疗。个别患者已通过口服或经皮使用 MHT，不能完全改善生殖泌尿道症状时，可同时加用局部雌激素治疗。

二、绝经激素治疗的适应证、禁忌证

（一）适应证

1. 绝经相关症状：月经紊乱、血管舒缩症状、神经精神症状（如易激动、烦躁、焦虑、紧张、情绪低落）、睡眠障碍等。

2. 生殖泌尿道萎缩相关问题（GSM）：阴道干涩，外阴、阴道疼痛、瘙痒，性交痛，反复发作的萎缩性阴道炎，反复下尿路感染，夜尿、尿频、尿急等。

3. 低骨量及骨质疏松：MHT 可作为预防 60 岁以下及绝经 10 年以内女性骨质疏松性骨折的一线选择。

（二）禁忌证

1. 已知或怀疑妊娠。
2. 原因不明的阴道流血。
3. 已知或怀疑患有性激素依赖性恶性肿瘤，如子宫内膜癌、乳腺癌等。
4. 近 6 个月内患活动性静脉血栓栓塞性疾病或动脉血栓栓塞性疾病。
5. 严重肝肾功能不全及严重心血管疾病等。
6. 严重内分泌疾病，如甲状腺疾病、糖尿病等。
7. 血卟啉症、耳硬化症。
8. 患脑膜瘤者，禁用孕激素。

（三）慎用情况

对伴发多种疾病需 MHT 治疗者，应充分权衡利弊，并与患者进行充分沟通，共同确定是否应用 MHT 及应用的时机和方式，强调严格随诊，监测病情进展及治疗效果。

1. 子宫肌瘤：子宫切除术后或肌瘤剔除术后的女性可行 MHT。保留子宫行 MHT 者，肌瘤＜3cm 安全性较高，肌瘤＞5cm 者可能会增大风险，应根据患者的情况综合判断。

2. 子宫内膜异位症：子宫内膜异位症患者自然绝经后需 MHT 者，建议使用雌孕激素连续联合方案或替勃龙治疗。严重子宫内膜异位症行子宫及双侧附件切除后的患者，如需 MHT，可使用雌孕激素连续联合方案或替勃龙治疗至少 2 年，之后酌情改用单雌激素治疗。

3. 子宫内膜增生症：子宫内膜不典型增生的治疗原则是子宫切除。无不典型子宫内膜增生症须在治疗完全逆转后，才可考虑 MHT，雌孕激素连续联合方案对保留子宫的女性具有更高的安全性。所有患者均应密切随访，对有子宫者应定期行子宫内膜活检术。

4. 血栓形成倾向：对血栓形成的危险因素、血栓栓塞病史及家族史进行详细了解和评价。有阳性病史者建议不采用 MHT，必要时行易栓症的相关筛查。经皮及阴道用雌激素的血栓发生风险低于口服雌激素。

5. 胆囊疾病：MHT 可能促进胆囊结石的形成，增加妇女胆囊疾病的手术风险，经皮及阴道用雌激素可能具有较高的安全性。

6. 系统性红斑狼疮：系统性红斑狼疮（Systemic Lupus Erythematosus，SLE）是一种自身免疫性疾病，雌激素在本病的发生过程中起重要的作用，是本病的危险因素。疾病本身及治疗措施容易导致卵巢早衰和骨质疏松。已有证据提示 SLE 活动期不适合使用 MHT。近年来研究报道病情稳定或处于静止期者可在密切观察下使用 MHT。SLE 患者有更高的血栓形成风险，经皮使用雌激素可减少血栓形成。

7. 乳腺良性疾病及乳腺癌家族史：影像学检查提示的乳腺增生并非病理性改变，不是 MHT 的禁忌证。组织学诊断的乳腺增生（尤其是非典型增生）需咨询专科医生是否可使用 MHT。

大多数乳腺癌为散发性，并无家族聚集性，仅有少数妇女具有遗传易感性，其家族不仅聚集发生乳腺癌，还常多发其他肿瘤，尤其是卵巢癌，建议专科会诊咨询。已有确切证据表明替勃龙不增加乳腺癌的发生率，也不会增加卵巢切除术后 *BRCA1* 或 *BRCA2* 基因突变女性发生乳腺癌的风险。

8. 癫痫、偏头痛、哮喘：MHT 中雌激素剂量的增加与癫痫发作频率增加相关。偏头痛是脑卒中先兆的高危因素。雌激素对偏头痛发生的作用与其血清浓度波动密切相关。血清雌二醇水平波动可影响女性患者哮喘发作的严重程度。使用经皮雌激素或雌孕激素连续联合治疗可能具有更高的安全性。

三、绝经激素治疗常用药物和方案

MHT 推荐应用天然雌激素、天然或最接近天然的孕激素。人工合成的雌激素、孕激素，如口服避孕药，不推荐用于 MHT。

（一）常用口服药物

1. 雌激素：17β-雌二醇、戊酸雌二醇、结合雌激素。
2. 孕激素。
（1）天然孕激素：微粒化黄体酮等。
（2）合成孕激素：常用地屈孕酮、屈螺酮等。地屈孕酮是最接近天然的孕激素，对乳腺刺激较小；屈螺酮具有较强的抗盐皮质激素作用和一定的抗雄激素作用。
3. 雌孕激素复方制剂。
（1）雌孕激素序贯制剂。全程含雌激素，后半程含雌孕激素。两种药片用不同的颜色标示，并有日历提醒，方便服用。

雌孕激素连续序贯：雌二醇/雌二醇地屈孕酮片，每盒 28 片，前 14 片仅含雌二醇，后 14 片每片含雌二醇及 10mg 地屈孕酮，常用有 1/10 芬吗通及 2/10 芬吗通（1/10 每片含雌二醇 1mg，2/10 每片含雌二醇 2mg）两种，连续服药，无需停药。一般在服用至第 24 片到下一周期第 2 片之间出现撤退性出血。

雌孕激素周期序贯：戊酸雌二醇/戊酸雌二醇醋酸环丙孕酮片，每盒 21 片，前 11 片每片含 2mg 戊酸雌二醇，后 10 片每片含 2mg 戊酸雌二醇及 1mg 醋酸环丙孕酮。服完一盒停药一周，再开始下一周期，停药期间发生撤退性出血。

（2）雌孕激素连续联合制剂：雌二醇/屈螺酮片（安今益），每盒 28 片，每片含雌二醇 1mg 和屈螺酮 2mg。

4. 替勃龙（利维爱、紫竹爱维）：属于组织选择性雌激素活性调节剂，其化学结构为 7-甲基异炔诺酮，每片 2.5mg。口服后在体内的代谢产物为 3α-羟基替勃龙、3β-羟基替勃龙和 $\triangle^4$ 异构体三种化合物。前两者与雌激素受体结合，$\triangle^4$ 异构体与孕激素受体、雄激素受体结合，产生雌激素、孕激素活性和弱雄激素活性，对治疗情绪低落和性欲低下有较好的效果，并且不增加乳腺的密度，连续使用不产生阴道周期性出血，可广泛用于绝经后妇女。

（二）常用非口服药物

1. 经皮雌激素。

（1）雌二醇凝胶：每支 40g：24mg 或 80mg：48mg。配备有计量尺，一计量尺为 2.5g 凝胶，含雌二醇 1.5mg，需每天涂抹于腹部、肩、大腿等部位，禁止涂于乳房、阴道及外阴。

（2）半水合雌二醇皮贴片：每盒 4 片，每周更换 1 片。每天可释放 17β-雌二醇 25μg、50μg 或 100μg，根据病情需要选择。

雌激素经皮给药避免了口服给药的肝脏首过效应，减少了对肝脏蛋白合成及凝血因子生成的影响，相对于口服给药不良反应较少，静脉血栓、心血管事件、胆囊疾病等的风险显著降低，改善性欲的作用更优。

2. 经阴道雌激素制剂。

（1）雌三醇乳膏：每支含乳膏 14g，每克乳膏含雌三醇 1mg。

（2）普罗雌烯阴道胶丸：每粒含普罗雌烯 10mg。

（3）氯喹那多-普罗雌烯阴道片：每片含普罗雌烯 10mg 和氯喹那多 200mg。

（4）结合雌激素软膏：每克软膏含结合雌激素 0.625mg。

（5）雌三醇栓：每枚含雌三醇 0.5mg。

雌三醇对子宫内膜刺激小，对血浆雌二醇水平影响很小。普罗雌烯为仅限于局部作用的雌激素，不吸收入血，不刺激子宫内膜增生。结合雌激素可轻度升高血浆雌二醇水平，对子宫内膜作用亦较轻。氯喹那多为广谱杀菌剂，对除淋球菌以外的多种病原体具有杀灭作用。

3. 左炔诺孕酮宫内系统（LNG-IUS）：每支含 LNG 52mg，放置宫内有效期为 5 年，每天向宫腔释放 LNG 20μg。LNG 可使子宫内膜腺体萎缩、间质蜕膜化、内膜变薄，可预防和治疗子宫内膜增生症和保护子宫内膜。

（三）使用方案

1. 单孕激素补充方案：适用于绝经过渡期早期绝经症状不明显者，可调整月经周期。

（1）口服：地屈孕酮 10～20mg/d 或微粒化黄体酮 200～300mg/d 或醋酸甲羟孕酮 4～6mg/d，自月经或撤退性出血的第 14 天起，连用 10～14 天。

（2）LNG-IUS，尤其适用于月经过多、痛经、有子宫内膜增生的患者，同时有避孕作用。绝经后配合雌激素使用，可保护子宫内膜。

2. 单雌激素补充方案：适用于子宫已切除的妇女，通常连续应用。

（1）口服：戊酸雌二醇 0.5～2mg/d 或 17β-雌二醇 1～2mg/d 或结合雌激素 0.3～0.625mg/d。

（2）经皮：半水合雌二醇皮贴片贴 1 片/7 天，或雌二醇凝胶 0.5～1 计量尺/天，涂抹于手臂、大腿、臀部等部位。

3. 雌孕激素序贯方案：适用于有完整子宫、围绝经期或绝经后仍希望有月经样出血的妇女。

（1）连续序贯：每天连续用药，连续口服或经皮用雌激素共 28 天，于后 10～14 天加用孕激素；也可用 1/10 或 2/10 芬吗通连续序贯复方制剂：雌二醇/雌二醇地屈孕酮片 1 片/天，可用 28 天，一个周期结束后立即开始下一个周期的用药。

（2）周期序贯：连续口服或经皮用雌激素 21 天，后 10～11 天加用孕激素，然后停药 7 天，再开始下一周期的治疗；也可采用戊酸雌二醇/雌二醇环丙孕酮片 1 片/天，共 21 天，停药 7 天，再开始下一个周期的治疗。

4. 雌孕激素连续联合方案：适用于有完整子宫、绝经后期、不希望有月经样出血的妇女。可每天使用雌激素（口服或经皮）加孕激素，连续给药，也可使用复方制剂，如每片含雌二醇 1mg/屈螺酮 2mg（商品名安今益，每盒 28 片），连续给药。

5. 替勃龙：1.25～2.5mg/d，连续应用。每天一次，用于绝经后期（绝经 1 年）不希望有月经样出血的妇女，相当于雌孕激素连续联合制剂。

有完整子宫者 MHT 用药方案见图 5-4。

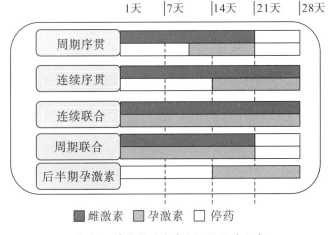

图 5-4　有完整子宫者 MHT 用药方案

6. 阴道局部雌激素应用：可使用雌三醇乳膏、普罗雌烯阴道胶囊或霜、结合雌激素软膏 1 次/天，连续使用 2 周，症状缓解后改为 2 次/周或 1 次/周，短期（3～6 个月）局部应用雌激素阴道制剂，无需加用孕激素。由于缺乏连续使用超过 1 年的安全性数据，建议长期使用者用 B 超监测子宫内膜。

临床医生可以根据使用者的具体情况使用雌孕激素并灵活组合，包括药物、剂量、用药途径等，做到个体化给药；或直接使用复方制剂，简单方便。

四、绝经激素治疗的诊疗流程

（一）总体诊疗流程

首先评估拟采用 MHT 患者的适应证、禁忌证和慎用情况，根据适应证、禁忌证及慎用情况使用 MHT。有禁忌证或慎用情况者需首先治疗绝经相关症状，可选非激素治疗。对所有接受 MHT 的女性应同时进行健康指导，原则上不推荐女性 60 岁以后或绝经 10 年以上才开始使用 MHT。在使用 MHT 时必须定期随访，评估风险和利弊，个体化地调整方案。

（二）首诊

通过病史采集、查体和必要的辅助检查判断就诊者的绝经状态，并进行相应的医学处理。判断是否有 MHT 的适应证、是否存在禁忌证和（或）慎用情况，与就诊者沟通，了解就诊者对绝经及 MHT 的理解、本人的意愿和病情特点，讨论拟采用的治疗方案。

1. 常规体检包括血压、身高、体重、腰围、臀围测量以及乳腺查体、盆腔检查。

2. 辅助检查。

（1）必查项目：盆腔 B 超、肝胆 B 超、乳房 B 超或钼靶 X 线片、血常规、尿常规、空腹血糖、血脂、肝功能、肾功能、宫颈细胞学检查。

（2）选查项目：E_2、FSH、TSH、空腹胰岛素、骨密度、心电图。

（3）更年期症状评分：常用改良更年期 Kupperman Index 评分（表 5-1）。

表 5-1　改良更年期 Kupperman Index 评分

症状	基本分	程度分数				得分
		0	1	2	3	
潮热出汗	4	无	<3 次/天	3~9 次/天	>10 次/天	
感觉异常	2	无	有时	经常有刺痛、麻木、耳鸣等	经常而且严重	
失眠	2	无	有时	经常	经常且严重，需要服药	
焦虑、易激动	2	无	有时	经常	经常且不能控制	
忧郁、疑心	1	无	有时	经常，能自控	失去生活信心	
头晕	1	无	有时	经常，不影响生活与工作	影响生活与工作	
疲倦乏力	1	无	有时	经常	日常生活受限	
肌肉痛	1	无	有时	经常，不影响功能	功能障碍	
关节痛	1	无	有时	经常，不影响功能	功能障碍	
头痛	1	无	有时	经常，能忍受	需服药	
心悸	1	无	有时	经常，不影响工作	需治疗	
皮肤蚁走感	1	无	有时	经常，能忍受	需治疗	
性交痛	2	无	有时	症状持续	影响生活	
泌尿系统症状	2	无	有时	症状持续	影响生活	
总分						

注：单项评分 2 分以上或总分超过 15 分提示需要及时就医。

（三）更年期健康指导

对拟接受 MHT 者，应根据本人的意愿和病情特点（如子宫、全身或局部症状的特点，风险和利弊的评估结果）选择恰当的个体化 MHT 方案。对于不能或不愿接受 MHT 的患者，可介绍健康保健知识。

（四）复诊和随访

随访时间：首次随访应在用药后 1 个月，了解有无不良反应、用药方法是否正确。如无特殊情况，以后 3 个月随访一次。稳定后至少每年进行一次全面评估，可以与患者的年度体检结合。

复诊的主要目的在于了解治疗效果、绝经症状的缓解程度、有无不良反应（如乳房胀痛和非预期出血等），个体化调整方案。MHT 的使用期无特殊限定，可根据个体情况和本人意愿调整 MHT 方案或改变治疗策略。对年长的女性更应谨慎评估 MHT 的风险和关注不良事件，只要获益大于风险，就鼓励坚持规范用药。

五、绝经激素治疗的长期获益与风险

研究者对 MHT 的长期获益及风险进行了大量的探索研究，使 MHT 的使用更加科学。同时还会有更多的研究结果不断补充和完善，不断提高 MHT 在维护更年期妇女健康方面的安全性和有效性。

（一）绝经后骨质疏松

绝经后由于雌激素缺乏，骨转换增加，骨吸收大于骨形成，导致骨量丢失加速，骨质疏松的发生风险明显增加。MHT 通过抑制破骨细胞的活动和降低骨转化，减缓绝经后女性骨量丢失。女性于绝经前后启动 MHT，可获得骨质疏松性骨折一级预防的益处。

（二）心脑血管疾病

对于年龄<60 岁、绝经 10 年内且无心血管疾病的绝经期女性启用 MHT，不会增加冠状动脉粥样硬化性心脏病（简称冠心病）和脑卒中的风险，并且能够降低冠心病的死亡率和全因死亡率。对于年龄≥60 岁、绝经 10 年以上的女性，续用 MHT 后冠心病和脑卒中风险有轻度增加。研究显示，低剂量经皮雌激素（<50μg/d）不会增加脑卒中的风险。

不建议单纯为预防冠心病启动 MHT。近几年的多项随机临床试验证实在绝经早期启用 MHT 是可以降低心血管损害并可能获得益处的"机会窗"。

MHT 相关静脉血栓栓塞症（Venous Thromboembolism，VTE）的风险随年龄增长而增加，且与肥胖程度相关，口服 MHT 会增加 VTE 的风险，有 VTE 史的女性禁用口服雌激素治疗。经皮使用雌激素不增加 VTE 风险，有 VTE 高风险（包括 BMI>30、吸烟、有易栓症家族史）的女性，采用经皮雌激素治疗可能更安全。某些合成孕激素可能导致 VTE 风险增大。

（三）中枢神经系统

MHT 可改善与绝经相关的轻中度抑郁症状，及早启用 MHT 对降低阿尔茨海默病的风险有益，特别是对手术绝经的女性。>60 岁或绝经 10 年以上才启用 MHT 会损害认知功能并增加阿尔茨海默病的风险。MHT 可能增加癫痫患者的发作频率，但与帕金森病风险无关，对偏头痛、多发性硬化症的影响尚不确定。

（四）2 型糖尿病

雌激素可增加胰岛素敏感度，加快碳水化合物的代谢，有助于控制血糖，可避免或延缓发展为 2 型糖尿病。口服雌激素相比于经皮给药，能更大程度地延缓糖尿病的发展，尤其在绝经 10 年内获益更明显，但不提倡将 MHT 用于预防 2 型糖尿病。

糖尿病患者冠心病发生率高，应用 MHT 时需加强监护，血糖控制不佳者应谨慎权衡 MHT 的利弊。

（五）绝经后肌肉骨关节症状

绝经后肌肉骨关节症状是常见躯体症状，表现为肩、颈、腰背部肌肉和肌腱疼痛，关节症状主要表现为肩关节、膝关节、腰骶关节和手指关节等部位的疼痛，常伴有骨关节炎。雌激素缺乏与骨关节炎的发生有一定的关系。MHT 能够减少软骨的降解。

（六）肌肉减少症

肌肉减少症（简称肌少症）是一种以进行性骨骼肌质量减少和力量降低、功能下降为特征，进而引起衰弱、跌倒、残疾等不良事件的综合征。研究表明，体内性激素水平降低可能是肌少症发生的关键机制之一。

睾酮和雌激素水平下降可加速肌肉减少及骨骼肌质量下降，对绝经后女性应用 MHT 可预防女性肌少症的发生。

（七）乳腺癌

MHT 引起乳腺癌的风险很小，治疗结束后风险逐渐降低。乳腺癌风险增加主要与雌激素治疗中添加的合成孕激素有关，并与孕激素应用的持续时间有关。天然孕激素和选择性雌激素受体调节剂优化了对代谢和乳腺的影响，与合成孕激素相比，微粒化黄体酮或地屈孕酮导致乳腺癌的风险可能更低。现有数据显示，口服和经皮雌激素给药途径的乳腺癌发生风险并无差异。

（八）子宫内膜癌

对于有子宫的女性，在 MHT 方案中加用足量及足疗程的孕激素可以保护子宫内膜，雌孕激素连续联合方案对防止子宫内膜增生和子宫内膜癌有效，MHT 序贯方案中每个周期孕激素的使用时间不应少于 10 天。

（九）其他肿瘤

1. 宫颈癌：随机对照研究显示，使用 MHT 不会增加宫颈癌的风险，长期队列研究结果与之类似。

2. 卵巢癌：根据现有数据，MHT 与卵巢癌的风险关系仍不明确。

3. 肺癌：妇女健康启动项目（Women Health Initiative，WHI）和观察性研究均提示，单用雌激素或 EPT 均不会增加肺癌的发病率，EPT≤5 年，对所有类型的肺癌均有预防作用，任何 MHT 方案治疗 5~10 年，对非小细胞肺癌有预防作用。EPT≥10 年的吸烟者肺癌风险增加。EPT 肺癌的死亡率较高，但不增加 50~59 岁妇女的肺癌死亡率。

4. 结直肠癌：MHT 可降低结直肠癌发生的风险。3 项荟萃分析结果显示，MHT 停止使用 4 年后仍然对降低结直肠癌风险具有作用。

5. 上消化道癌：MHT 与肝癌之间无明确的相关性，可能降低胃癌发生的风险，对于是否增加胆囊癌、食管癌发生的风险目前仍有争议。